LE BILAN MUSCULAIRE
Technique de l'examen clinique

L. DANIELS / C. WORTHINGHAM

LE BILAN MUSCULAIRE
Technique de l'examen clinique

5e ÉDITION

Traduit de l'anglais par le
Dr Elie SEGUY
Chef du Service de Rééducation et Réadaptation Fonctionnelles
Hôpital de Poissy

Préface de la première édition française par le
Professeur André GROSSIORD

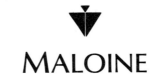

MALOINE
27, RUE DE L'ÉCOLE DE MÉDECINE 75006 PARIS
1990

Titre de l'édition originale :

MUSCLES TESTING
Techniques of manual examination

© 1946, 1956, 1972, 1980, 1986
  W.B. Saunders Company
  West Washington square. Philadelphia, PA 19105

ISBN 0-7216-1854-5

Traductions de l'anglais :

Allemand - Gustav Fischer Verlag, Stuttgart-Hohenheim, Allemagne
Italien - Verduci Editore, Rome, Italie
Japonais - Kyodo Isho Shuppan Sha, Tokyo, Japon
Espagnol - Nueva Editorial Interamericana, S.A., de C.V., Mexique
Grec - Gregory Parisianos, Athènes, Grèce
Porgugais - Editora Interamericana Ltda., Rio de Janeiro, Brésil

© *Editions Maloine, 1958, 1973, 1974, 1981, 1990*
I.S.B.N. : 2-224-01947-5 - Code 510-1947

PREFACE A LA CINQUIEME EDITION

Le bilan musculaire dispose d'un certain nombre de tests qui permettent d'évaluer et de quantifier les déficits musculaires dont l'origine découle d'états pathologiques divers, de traumatismes ou d'un défaut d'utilisation. Les résultats de ce bilan constituent un point de départ pour la mise en œuvre de mesures thérapeutiques adaptées tandis que les bilans ultérieurs comparatifs vont permettre à leur tour de juger de l'efficacité du traitement mis en œuvre. Pour chacun des membres de l'équipe soignante, le bilan musculaire est donc un élément de première importance dans le domaine des handicaps physiques.

Le grand public ainsi que les différentes professions de santé réclament maintenant une prise en charge globale du patient. Antérieurement, il s'agissait de « traiter le malade » ; actuellement, on attend davantage une coordination de soins continus prenant en compte les différents aspects du handicap et ses conséquences. Il en résulte que médecins, kinésithérapeutes, ergothérapeutes, infirmières ainsi que l'ensemble du personnel soignant doivent posséder une connaissance, certes à des degrés variables, du bilan moteur de manière à ce que chacun, à son niveau, soit capable de prévenir le développement d'un handicap supplémentaire ou, au contraire, d'optimiser l'indépendance d'handicapés congénitaux, par exemple, ou de permettre en cas de déficit récent, une récupération aussi satisfaisante que possible, tout en sachant maintenir chez les patients la capacité optimale ainsi récupérée. Les professeurs d'éducation physique n'ont bien sûr pas à traiter les déficits musculaires, mais, dans la mesure où leur rôle concourt à un développement corporel harmonieux et à la prévention d'un certain nombre d'anomalies, la fonction musculaire ne doit avoir aucun secret pour eux. Le bilan musculaire, dans ses cotations successives : passable, bon et normal, leur procure par conséquent un excellent système d'apprentissage de la cinésiologie.

Cette Cinquième Edition a subi un certain nombre de modifications ; y figure ainsi la cotation des amplitudes articulaires ; les schémas ont été revus et la terminologie adaptée, les notices explicatives des différents tests ont également été multipliées surtout en ce qui concerne les compensations.

Nous tenons à exprimer nos remerciements aux kinésithérapeutes enseignants qui ont suggéré ces révisions, et plus particulièrement à Ann HALLUM et Barbara KENT de Stanford.

Lucille DANIELS
Catherine WORTHINGHAM

PREFACE
A LA 1re EDITION FRANÇAISE

Tous les milieux qui s'intéressent à la rééducation motrice connaissent le « *Muscle testing* » de Lucille Daniels, Marian Williams et Catherine Worthingham et c'est un grand honneur en même temps qu'un vif plaisir pour moi d'en présenter la traduction française.

Ce manuel répondait à un besoin. Sans doute les traités d'Anatomie réservaient-ils une certaine place aux fonctions des différents muscles et les médecins avaient-ils la ressource de consulter Duchenne de Boulogne ; sans doute kinésithérapeutes et professeurs d'éducation physique disposaient-ils d'ouvrages techniques insistant sur la physiologie de l'appareil locomoteur, mais l'instrument de travail simple, précis, commode, donnant la clé d'un bilan musculaire fonctionnel, faisait défaut.

Le succès international qu'a si vite obtenu le « *Muscle testing* » a prouvé l'ampleur du besoin comme les grandes qualités de l'ouvrage.

Sa présentation si claire, illuminée par de limpides dessins, la netteté et la concision des rappels anatomo-physiologiques donnent au lecteur la plus grande impression de facilité ; de quel travail, de quelle minutieuse mise au point, de quelle expérience ne sont-elles pourtant pas le témoignage ?

Il est remarquable de souligner combien ce petit livre a pleinement atteint son but, et cela dès le premier essai. La seconde édition apporte certes quelques modifications, quelques progrès, mais l'essentiel de la première n'a guère subi de retouches.

Si plaisant qu'il soit à consulter, le « *Muscle testing* » reste un livre infiniment sérieux. Celui qui, parcourant ces pages, penserait être capable de les assimiler à peu de frais se tromperait lourdement. Il suffit d'un peu d'attention pour saisir combien ce texte si concis, si dépouillé, est riche. Que mes confrères, fussent-ils neurologues, ne dédaignent pas cet ouvrage, ils y trouveront bien des notions précieuses, ils y découvriront les éléments d'une sémiologie très fine qu'il n'est certes pas indispensable pour un praticien généraliste de connaître dans le détail, mais qu'il est bon de ne pas ignorer.

Les justes louanges que méritent les auteurs ne doivent cependant pas faire oublier que leur réalisation n'eût pas été possible si cette technique d'examen n'avait mûri lentement grâce au patient travail de Lovett, de Lowman, des Kendall et de bien d'autres. Les modes de cotation proposés ont pu changer d'un auteur à l'autre... l'esprit restait le même : mettre au point une méthode pratique d'examen musculaire qui permit d'apprécier aussi objectivement que possible, et sans secours instrumental, la force des différents muscles.

Idée neuve et féconde... l'avenir l'a montré. Mais l'intérêt de ces mesures dynamiques ne doit pas faire perdre de vue les travaux antérieurs. On sait tout ce que doit la physiologie musculaire au grand neurologue que fut Duchenne de Boulogne. S'il n'a pas tenté de mettre au point une technique quantitative d'examen musculaire, il a décrit — et avec quelle merveilleuse précision ! — l'effet de la contraction, isolée ou associée, de la plupart de nos muscles. Il doit être considéré comme le grand précurseur de ces « bilans musculaires » que font maintenant de façon courante tous les centres de rééducation du monde entier.

Nous voici donc devant une technique d'examen fonctionnel basée sur l'utilisation d'une série de tests dynamiques pour chaque muscle ou chaque groupe de muscles. L'accent est mis sur les causes d'erreur, les « trucages » possibles, sur les précautions à prendre pour mettre en évidence l'action précise de tel ou tel muscle, sur le rôle des fixateurs, des synergiques. L'échelle retenue ici est à 6 degrés : 0, trace, médiocre, passable, bon, normal... que l'on peut traduire en chiffres de 0 à 5. En affectant éventuellement la cote d'un + ou d'un −, on dispose d'une gamme de nuances largement suffisante pour la pratique.

Sans doute peut-on faire certains reproches à ces bilans ? Leur apparence mathématique paraît bien ambitieuse et l'on comprend un peu que dans leur texte les auteurs aient préféré les adjectifs. Mais les chiffres sont bien commodes, et nombreux sont ceux qui les préfèrent, sachant qu'ils ne sont là que pour la forme et qu'il n'est pas question de penser qu'un muscle à 4 soit deux fois plus fort qu'un muscle à 2. Le « Testing » musculaire et la dynamométrie ne se superposent pas, mais peuvent utilement s'associer.

L'objectivité de ces bilans musculaires n'est pas un leurre, au moins pour un grand nombre de muscles. Formés à cette technique, deux examinateurs compétents trouveront, à très peu de chose près, la même cote pour tel muscle déficitaire qu'ils examinent à tour de rôle.

Mais si d'excellents techniciens parviennent à d'étonnantes finesses, il faut savoir que tous les muscles ne se laissent pas interroger avec la même facilité, que certains sont pratiquement inexplorables, qu'ailleurs seule la résultante d'actions synergiques peut utilement être inscrite, que les petits muscles des extrémités ne peuvent être cotés comme un quadriceps ou un grand fessier.

Comme toute méthode, celle-ci doit être appliquée avec esprit critique et modestie, en sachant la fragilité de certaines appréciations trop précises.

Telle quelle, elle nous est précieuse et trouve tout son intérêt dans les paralysies périphériques. La poliomyélite est évidemment le terrain de choix, mais il en va de même dans beaucoup d'autres maladies : polyradiculonévrites, polynévrites, affections plexulaires, etc.

Dans un domaine où l'on se contente souvent d'approximations, elle apporte un effort de précision qui permet de juger objectivement l'évolution d'un syndrome, les progrès d'un malade, voire l'action d'une thérapeutique.

Elle laisse à l'électro-diagnostic toute son utilité dans les cas difficiles, mais doit constituer, surtout chez les poliomyélitiques, l'examen de routine, parfaitement capable de juger la topographie d'un syndrome déficitaire, comme la gravité des déficits élémentaires.

Elle offre un immense intérêt pour l'analyse des paralysies des muscles du tronc et c'est là un point qui ne peut laisser le médecin indifférent, tant l'examen des muscles abdominaux et spinaux est souvent négligé chez les malades neurologiques.

Le livre de L. Daniels, M. Williams et C. Worthingham mérite d'être sur la table de travail de tous les kinésithérapeutes comme de tous les médecins qui sont appelés à voir et soigner des paralysés.

Remercions la Librairie Maloine de s'être chargée de cette édition.

André GROSSIORD
Médecin de l'Hôpital Raymond Poincaré,
GARCHES

TABLE DES MATIÈRES

ANALYSE DE LA MARCHE ; INDICATION AU BILAN SPÉCIFIQUE DE CERTAINS MUSCLES EN FONCTION DES ANOMALIES CONSTATÉES

INTRODUCTION

L'aspect technique de l'évaluation clinique de la force musculaire exposé dans cet ouvrage repose sur les travaux de nombreux auteurs. Notre but n'est pas de présenter tous les tests décrits pour un muscle donné ou pour un groupe de muscles. Nous avons au contraire insisté sur l'évaluation des principaux muscles moteurs des articulations de différents segments corporels, dans la mesure où c'est bien sûr la notion de mouvement résultant qui prévaut et non la contraction isolée d'un muscle donné. Ce peut être un seul muscle ou un groupe de muscles qui agit en tant que moteur principal.

L'analyse de la marche du malade ambulatoire est présentée comme moyen de dépistage d'anomalies qui doivent entraîner *ipso facto* le bilan spécifique de certains muscles. Nous avons insisté sur les rapports entre les anomalies du schéma de marche et un éventuel déficit musculaire ou une diminution de l'amplitude articulaire. Les résultats de cet examen peuvent venir à l'appui de la cotation tandis que les données du bilan chiffré corroboreront ou non l'analyse de la marche en cas de déficit ou de limitation de l'amplitude articulaire.

Nous avons inclus dans ce texte l'étude des mesures des amplitudes articulaires car leur limitation s'accompagne habituellement d'un déficit musculaire. Il conviendra donc de noter et de chiffrer toute limitation d'amplitude.

DEVELOPPEMENT DU BILAN MOTEUR

Robert W. LOVETT, chirurgien orthopédique de la Harvard Medical School a été l'initiateur de l'utilisation de la pesanteur dans les tests d'évaluation de la force musculaire. Janet MERRILL, Directrice du Physical Therapeutics au Children's Hospital et de la Harvard Infantile Paralysis Commission à Boston et collaboratrice de première heure de LOVETT, a déclaré que ces tests ont été mis en pratique pour la première fois dans la salle de gymnastique contiguë au cabinet de ce dernier dès 1912*. La première publication consacrée à ces tests, effectués également contre résistance, a été rédigée par Wilhelmina WRIGHT, assistante de LOVETT.

En 1922, Charles L. LOWMAN, chirurgien orthopédique à Los Angeles, a mis au point un système de cotation numérique de l'activité musculaire. Il faisait intervenir la pesanteur mais étudiait en même temps les mouvements articulaires dans leurs moindres détails, en particulier dans les déficits musculaires très importants.

Henri O. et Florence P. KENDALL, kinésithérapeutes à la Children's Hospital School à Baltimore, ont décrit en 1936, un système de cotation en pourcentage faisant intervenir à la fois la pesanteur et le mouvement contre résistance dans des tests cotés de 0 à 100%, tout en tenant compte de la notion d'endurance. Le travail de ces auteurs, publié initialement dans un *bulletin de l'United States Public Health Service,* a été très largement diffusé. En 1940, Signe BRUNNSTROM et Marjorie DENNEN, kinésithérapeutes de l'Institute for the Crippled and Disabled à New York, ont élaboré un programme de bilan musculaire ; y était décrit un système détaillé de cotation des mouvements plus que des muscles pris isolément. Il s'agissait d'une adaptation des tests contre résistance de LOVETT intégrant la notion d'endurance dans la cotation.

En 1940, l'australienne Elisabeth KENNY a introduit un système dit « d'analyse du muscle » au cours de la phase aiguë de la poliomyélite antérieure aiguë qui recherchait la présence ou l'absence d'une activité musculaire associée ou non à un état de tension douloureuse et à un défaut de coordination des mouvements. Il s'agissait d'une des nombreuses contributions de cette enseignante au traitement des poliomyélitiques tant dans son pays d'origine qu'aux Etats-Unis.

En 1942, Alice Lou PLASTRIDGE, Directrice de la Physical Therapy, Georgia Warm Springs Foundation, associe « l'analyse musculaire » au bilan proprement dit. « L'analyse » s'appliquait toujours à la phase aiguë de la poliomyélite et venait compléter les tests d'évaluation de la force musculaire au cours de la période de convalescence et à la phase séquellaire.

A partir de 1951, le bilan musculaire a joué un rôle capital dans l'évaluation des moyens mis en œuvre contre les formes paralysantes de la poliomyélite. Les premiers essais eurent pour but d'étudier l'efficacité des gamma-globulines sous l'égide de la National Foundation for Infantile Paralysis. Dans trois régions où sévissait l'épidémie, des kinésithérapeutes étaient chargés de réaliser les bilans selon le système de LOVETT. Jessie RIGHT et Coll., à la D.T. Watson School of Physiartrics, Leetsdale, Pennsylvanie, ont mis au point des méthodes de cotation numérique : chaque muscle ou groupe de muscles se voyait attribuer une valeur numérique ainsi qu'un « indice lésionnel ».

---

* Lettre de Janet MERRILL à Lucille DANIELS en date du 5 janvier 1945.

En 1954, lors des essais cliniques de la vaccination antipoliomyélitique, 67 kinésithérapeutes ont utilisé la forme abrégée du bilan précédemment mis au point.

En 1961, SMITH, IDDINGS, SPENCER et HARRINGTON ont publié l'élaboration d'une cotation numérique destinée à la recherche clinique. Aux cotations standards, étaient adjoints des signes + et − sur une feuille de bilan détaillé. Les auteurs soulignaient l'importance d'une cotation numérique en cas d'atteinte globale du muscle, non pour la substituer aux tests habituels mais pour la rendre encore plus utile en matière d'enseignement et de recherche. La même année, IDDINGS, SMITH et SPENCER publiaient une discussion sur la fiabilité du bilan musculaire. Les résultats ont été considérés comme fiables en dépit de la for-

mation et des techniques différentes utilisées par les kinésithérapeutes. La moyenne des différences de cotations entre les kinésithérapeutes ne dépassait pas les 4% comparables aux 3% obtenus avec le premier abrégé de bilan utilisé dans l'enquête sur la poliomyélite.

Au cours des dernières années, de nombreux systèmes mécaniques et électroniques plus ou moins complexes et plus ou moins applicables en clinique ont été élaborés. Ils fournissent certes des renseignements importants sur la fonction musculaire et sont d'une grande utilité en matière de recherche. Cependant, le bilan musculaire manuel demeure l'outil de travail par excellence car il est immédiatement disponible et reste le moins onéreux tant en clinique qu'en matière de recherche.

PRINCIPES FONDAMENTAUX DU BILAN

Valeur et fiabilité

Pour que le bilan prenne toute sa valeur, il est nécessaire qu'il soit précédé d'une inspection et d'une palpation minutieuses, comparatives si possible et qu'il soit réalisé dans une position stable bien définie. Il sera demandé au sujet de mobiliser les segments étudiés dans toute l'amplitude du mouvement, s'il en est capable. Toute anomalie morphologique (volume, contours) du muscle ou du groupe de muscles examiné doit être notée et répertoriée, et comparée au côté opposé. Le corps charnu, le tendon (ou les tendons) doivent être soigneusement palpés car un défaut de mise en tension est susceptible d'attirer l'attention sur une compensation par d'autres muscles. Une bonne stabilisation et un positionnement correct éliminent en règle générale les tendances aux compensations qui peuvent cependant intervenir mais qui devront être notées. C'est dans les myopathies qu'est réalisé l'exemple classique d'une compensation massive avec mise en jeu de tous les muscles accessoires du fait de la disparition des muscles moteurs principaux.

Il n'est pas absolument nécessaire en matière d'interprétation des cotations de signaler les variations de longueur et de volume des segments corporels, les variations morphologiques d'un sujet à l'autre, les différences de puissance résultant de l'âge et du sexe ainsi que les immanquables considérations psychologiques concernant la coopération dans l'obtention de l'effort maximal en particulier chez le jeune enfant. C'est en gardant ces éléments à l'esprit ainsi que d'autres facteurs, telle l'apparition de la fatigue, que l'on devra admettre comme utopique le fait qu'à une cotation identique corresponde invariablement une atteinte identique.

La puissance d'un muscle varie beaucoup en fonction du degré de l'amplitude articulaire où il exerce son action ; cette particularité a été le plus souvent négligée dans les bilans comme dans les exercices thérapeutiques. L'analyse des « courbes de forces », ou « courbes isométriques des couples articulaires » montre que le niveau optimal de puissance dans les tests de contraction contre résistance se situe souvent en course

interne. Quoiqu'il en soit, dès l'instant où l'examen est réalisé de manière identique, ces éléments n'auront aucun retentissement sur la fiabilité. Ils peuvent cependant avoir quelques implications dans l'interprétation de la cotation du point de vue fonctionnel.

Le système de cotation

Les cotations décrites dans cet ouvrage reposent sur trois principes :
1. L'intensité de la résistance opposée manuellement à un muscle ou à un groupe de muscles en contraction (cotation « bon » ou « normal ») ;
2. La capacité pour un muscle ou un groupe de muscles de déplacer un segment dans l'amplitude complète contre la pesanteur (mouvement vertical) pour une cotation « passable », ou avec action atténuée de la pesanteur (mouvement réalisé dans le plan horizontal) pour une cotation « médiocre ». Lorsque les mouvements dans le plan horizontal ne sont pas réalisables pratiquement c'est un secteur du déplacement dans le plan vertical qui est utilisé.
3. Présence ou absence de contraction d'un muscle ou d'un groupe de muscles (légère contraction du muscle sans déclenchement du mouvement : cotation « trace » ; pas de contraction : « zéro »).

A ces cotations de base, il est d'usage d'ajouter des signes « plus » ou « moins » pour indiquer :
1. Une résistance plus ou moins importante par rapport à ce que l'on attend des contractions « normal » ou « bon » (légère diminution de la résistance par rapport à un muscle normal « N » ou faible résistance en fin d'amplitude dans un mouvement contre pesanteur « P + »).
2. Une réalisation variable du mouvement dans son amplitude qui peut être cotée « passable » ou « médiocre » dans la mesure où le mouvement va pouvoir être réalisé dans toute son amplitude, si le rôle de la pesanteur est atténué ou bien dans une amplitude partielle contre la pesanteur « − M + ». L'utilisation de ces signes « *plus* » ou « *moins* » dans les tests contre résistance

dépend d'une décision subjective de l'examinateur dans les tests contre pesanteur. L'amplitude articulaire peut être divisée en secteurs angulaires ce qui augmente le caractère objectif de la cotation. Si le patient accomplit moins de l'amplitude totale, la note la plus basse agrémentée du signe + sera attribuée ; si le mouvement dépasse la moitié de l'amplitude, c'est la cotation supérieure qui est donnée agrémentée du signe − (exemples « M + » et « P − ») pour des mouvements réalisés contre pesanteur.

Toute limitation de l'amplitude articulaire a une grande importance. Le système de cotation tient en effet le plus souvent compte de la force musculaire et de l'amplitude du mouvement ; éléments qui figurent sur le bilan. Ainsi à titre d'exemple, en cas de limitation à 90° de la flexion passive du coude et de la réalisation de ce mouvement contre pesanteur, la cotation retenue sera notée de la façon suivante : 0° - 90°/P.

Cotations « Normal » et « Bon »

La résistance exigée pour la cotation « normal » ou « bon » varie selon chaque individu et le muscle ou le groupe musculaire examiné. Si les muscles controlatéraux sont normaux, leur bilan préalable va fournir des renseignements intéressants sur l'opposition à laquelle ils sont capables de résister par rapport au côté atteint. Sinon l'examinateur devra se fier à son expérience. Il est plus simple et plus rapide d'appliquer la résistance en fin d'amplitude (test de rupture) ; cependant, nombreux sont les cliniciens qui préfèrent appliquer la résistance dans toute l'amplitude du mouvement avant d'atteindre le point de rupture, de manière à bien apprécier la puissance développée par le muscle ou le groupe de muscles lors de la contraction. La réponse du sujet à l'ordre « tenez » est en général facilement obtenue, mais il faudra cependant s'assurer qu'il a eu le temps de réaliser une contraction maximale avant de lui opposer la résistance, et par conséquent, avant le test de rupture. Cette opposition devra toujours s'exercer dans une direction aussi opposée que possible à la force de traction du muscle ou du groupe de muscles examiné, et son point d'application se situera à l'extrémité distale du segment sur lequel le muscle se termine.

Le test de rupture ne doit entraîner aucune douleur. L'opposition doit s'exercer de manière progressive tout en surveillant étroitement l'apparition d'une gêne ou d'une douleur, auquel cas, il convient d'interrompre l'épreuve.

Cotation « Passable »

La capacité de mobiliser un segment corporel dans toute son amplitude et contre pesanteur semble être une performance assez spécifique se situant quelque part entre deux extrêmes : l'impossibilité de contracter le muscle et celle de maintenir le segment en fin d'amplitude contre une résistance maximale (cotation N). Le bilan moteur est fondé sur ce principe dans son acception la plus simple. Il s'appuie sur le jugement et l'expérience de l'examinateur pour évaluer la cotation du muscle ou du groupe de muscles testé lorsqu'elle est de l'ordre du « passable » ou de tout autre niveau.

La comparaison directe des cotations passables peut paraître réalisable dans la mesure où les segments corporels les plus volumineux disposent de forces musculaires beaucoup plus importantes pour assurer leur mobilisation. Ceci n'est vrai qu'en partie car il existe d'étonnantes discordances entre le poids du segment et la force maximale disponible pour le soulever contre pesanteur. A titre d'exemple, sur un sujet en décubitus dorsal dont l'extrémité céphalique relâchée est maintenue dans une élingue, la mesure de la force exercée vers le sol par la pesanteur a été évaluée à 4 kg. La force verticale résultant de la contraction maximale des fléchisseurs du cou normaux peut dépasser 8 kg lorsqu'on utilise la même élingue, soit un total de 12 kg induisant la force nécessaire au maintien de la tête. Dans ce cas, le rapport entre les cotations « passable » et « normal » s'élève à 32%. Par contre, sur un sujet assis, la force exercée par un avant-bras maintenu en position horizontale par une élingue fixée au niveau du poignet est légèrement supérieure à 2 kg alors que la force verticale produite par la contraction maximale des muscles du coude peut dépasser 32 kg, mesure effectuée au niveau du poignet. Le rapport entre ces deux forces est alors de 6,3%. (Des mesures identiques ont donné dans quelques cas un poucentage de 10% pour le quadriceps et de 24% pour les adducteurs de hanche). En réalité, ces mesures impliquent plus les moments des forces que les forces réellement déployées par les muscles et le poids des segments correspondants ; cependant, pour une longueur égale des leviers des forces dirigées soit vers le haut, soit vers le bas, il n'est pas nécessaire d'en tenir compte dans l'estimation du rapport entre ces deux valeurs.

Ces quelques données chiffrées ne sont pas à considérer comme représentatives d'une population générale dans la mesure où il existe indiscutablement de grandes différences, fonction de l'âge, du sexe, de la morphologie et de bien d'autres facteurs, y compris la méthodologie des tests dynamométriques. Ces chiffres indiquent les risques qu'il y a à attribuer des valeurs numériques aux cotations originales de Lovett. La cotation numérique n'est acceptable que pour consigner les performances musculaires sans perdre de vue les notions de cotation et de bilan.

Les mesures directes de force musculaire montrent qu'à la cotation « passable » correspond une force relativement faible de sorte que l'écart entre « passable » et « normal » est beaucoup plus important qu'entre « passable » et « trace ».

On peut considérer que la cotation « passable » représente un **seuil fonctionnel spécifique** pour chaque mouvement testé pris individuellement, indiquant qu'un muscle ou un groupe de muscles, est capable de réaliser au minimum le mouvement dans toute son amplitude contre pesanteur. Cette possibilité est tout à fait valable sur le plan fonctionnel pour le membre supérieur mais elle est très au-dessous des exigences fonctionnelles de nombreux muscles du membre inférieur impliqués dans la marche, tels en particulier le groupe des adducteurs de hanche, les extenseurs du genou, les fléchisseurs dorsaux et plantaires du pied.

Cette cotation correspond à la possibilité pour le malade de réaliser le mouvement dans une partie de l'amplitude sur un plan horizontal, ce que l'on peut qualifier de mouvement pesanteur atténuée. Les tests destinés aux doigts ou aux orteils représentent des exceptions dans la mesure où le poids des segments mis en jeu n'entre pas en ligne de compte. Il en est de même des segments pour lesquels les positions pesanteur atténuée ne sont pas réalisables en pratique, ainsi la flexion et l'extension du cou. (Ce test pourrait bien entendu être réalisé sur le malade en décubitus latéral, dont la tête serait maintenue par l'examinateur. Ce dernier aurait cependant beaucoup de difficultés à s'empêcher d'assister le mouvement pour qu'il s'effectue dans toute l'amplitude, d'où le manque d'intérêt pratique). Dans ce cas une mobilisation partielle contre pesanteur pourrait être cotée « médiocre » et une mobilisation dans toute l'amplitude « passable ».

Des muscles cotés « passable » sont néanmoins capables de stabiliser valablement une articulation, ce qui est d'un grand secours au malade bien que ces muscles aient théoriquement perdu leur capacité fonctionnelle. Il faut également ajouter que la mise en évidence de ce niveau d'activité est important dès les premiers stades de l'affection car un muscle coté « passable » a alors de bien meilleures chances de récupération que s'il figurait à l'état de trace ou à zéro sur le bilan.

Cotation « Trace » et « Zéro »

Une inspection soigneuse associée à la palpation des tendons et du corps charnu sont indispensables pour reconnaître la présence d'une contraction ou pour affirmer son absence. Il est plus facile d'observer ou de palper une augmentation de tension ou un soupçon de contraction lorsque le tendon est superficiel. Les tendons doivent d'ailleurs êtres examinés d'abord, puis viennent l'inspection et la palpation du tissu contractile. Il est parfois difficile d'identifier une contraction minime sur un muscle profond. Ceci n'est réalisable que si les muscles superficiels sont également absents et si la contraction obtenue est suffisante pour être identifiée sur le trajet du muscle. Il peut être nécessaire de noter les cotations « trace » ou « zéro » en les faisant suivre d'un point d'interrogation.

Fixation

La stabilisation manuelle permet d'isoler une action musculaire spécifique sur une articulation donnée. Lorsqu'un muscle se contracte, il exerce une force de traction identique sur son origine et sur sa terminaison. Pour obtenir l'action maximale d'un muscle, le segment fixe qui en général correspond à l'origine anatomique du muscle, doit être fixé soit par les muscles fixateurs, soit par action de la pesanteur, ou par une intervention extérieure de stabilisation manuelle. Il faut par conséquent prendre soin de ne pas désavantager un muscle en négligeant cette fixation sinon la cotation s'en ressentirait.

Par action synergique, on entend la contraction de l'ensemble des muscles qui agissent sur une articulation. Parmi ceux-ci : les muscles moteurs principaux, les muscles agonistes qui agissent de concert avec eux pour déterminer les limites du mouvement dans l'espace, et les antagonistes qui limitent ou contrôlent ce mouvement. La mise en tension maximale des fléchisseurs longs des doigts, par exemple, fléchirait également le poignet en fléchissant les phalanges si les extenseurs du poignet n'intervenaient pas à titre de stabilisateurs. Lors du bilan, cette synergie est habituellement éliminée par la stabilisation apportée par l'examinateur.

Limites du bilan moteur

Les méthodes exposées dans cet ouvrage ont été élaborées pour évaluer la répartition et l'importance des déficits secondaires à des affections touchant essentiellement les éléments contractiles du muscle, la fonction neuro-musculaire et le système nerveux périphérique. Les affections centrales qui entraînent des perturbations de l'organisation du mouvement telles l'infirmité motrice cérébrale ou les hémiparésies secondaires à un accident cérébro-vasculaire, perturbent l'activité réflexe et entraînent des modifications du tonus responsables de syncinésies. Bien qu'il existe un déficit moteur, il n'est pas possible de l'évaluer en utilisant les mouvements volontaires réalisés dans les positions sélectives décrites ici. D'autres méthodes ont été décrites pour tester les déficits relatifs (hypotonie) et les états d'hypertonie de groupes musculaires synergiques en modifiant la position du membre étudié et la position globale du corps. Ces méthodes ne sont pas abordées ici.

Tests d'appréciation rapide

Le temps de l'examinateur est précieux mais il faut prendre également en considération la fatigue du malade qui subit un bilan musculaire détaillé ; les tests d'appréciation rapide ne manquent donc pas d'intérêt. Une première modalité consiste à positionner le segment examiné comme s'il était normal sans se soucier de la pesanteur. Le malade est capable de résister, l'examinateur considère alors que la cotation est normale ou bonne. Dans le cas contraire, la réalisation des tests standards est indiquée pour déterminer la cotation.

Un autre procédé va combiner les épreuves au niveau des membres comme par exemple la vérification simultanée des fléchisseurs ou des abducteurs des deux épaules en position assise, celles des abducteurs ou des adducteurs des deux hanches en décubitus dorsal.

L'expérience aidant, l'examinateur va être capable de mettre lui-même au point des tests rapides en particulier chez les malades atteints de déficits extensifs. La force des fléchisseurs des doigts et du pouce peut être évaluée en serrant la main du malade, l'examinateur appréciant la répartition d'une pression plus ou moins égale de chacune des phalanges sur sa propre main. Cette position convient également pour étudier les muscles du poignet en exerçant une opposition après stabilisation de l'avant-bras. L'ensemble des extenseurs des doigts et du pouce peut être étudié en plaçant la face palmaire de la main sur la face dorsale de la main du malade auquel il est demandé de réaliser une extension globale.

L'observation attentive des malades dans leurs activités habituelles donnent des indications importantes. C'est le cas en gériatrie où ces tests d'appréciation rapide prennent toute leur valeur pour les membres de l'équipe soignante. La précision de ces tests s'améliore avec l'expérience et l'examinateur sera capable de discerner rapidement de fines anomalies motrices. L'état fonctionnel sera ainsi apprécié sans prendre trop de temps et sans fatiguer inutilement les malades.

Etude de la marche

L'analyse de la marche consiste à observer méticuleusement le malade en position verticale et lors des différentes phases de la marche. Il convient de noter d'abord les défauts de posture qui peuvent retentir sur la démarche, puis les anomalies globales et enfin spécifiques des différentes phases du cycle de la marche. Ces éléments permettent l'identification de déficits localisés ou d'autres facteurs qui altèrent la marche. L'examinateur va être ainsi amené à réaliser un bilan plus spécifique. L'analyse de la marche permet par comparaison avec un précédent bilan de faire le point sur la récupération fonctionnelle, et à cet égard, la prise de films est un auxiliaire précieux.

La dernière partie de cet ouvrage est consacrée aux modalités de dépistage des anomalies de la marche.

Utilisation du goniomètre

Le goniomètre permet d'apprécier les limitations articulaires d'origines médicale, traumatique ou par défaut d'utilisation. Ces mesures ont un intérêt dans le bilan des lésions, elles permettent de prévoir les modalités thérapeutiques et d'apprécier à intervalles réguliers l'efficacité des moyens mis en œuvre pour la récupération d'une mobilité normale ou proche de la normale dans le processus de rééducation. Ces données objectives concernent l'ensemble des membres de l'équipe de rééducation qui a pris le malade en charge, ce dernier y trouvant également un facteur de motivation. Les différents organismes : compagnies d'assurances, Sécurité Sociale, sont davantage à même d'évaluer l'état du malade lorsqu'on leur fournit des données chiffrées.

La technique des mesures a été ajoutée à cette édition et elle concerne la hanche, l'épaule et les membres. Le rachis a été laissé de côté car le goniomètre n'est pas adaptable à la mesure de plusieurs articulations. C'est le mètre-ruban qui est souvent utilisé pour mesurer les limitations des mouvements du tronc, du rachis cervical et de l'extrémité céphalique.

La cotation angulaire va de 0 à 180°. La position anatomique correspond au point zéro à l'exception des rotations de l'épaule et de la hanche ainsi que la prono-supination de l'avant-bras. Toute mesure d'une limitation d'amplitude est à comparer avec le côté opposé.

Il n'est fait référence à aucun axe articulaire à l'exception des cas où il est nécessaire de positionner le goniomètre de manière spécifique. En effet, si les deux bras du goniomètre sont correctement alignés sur les segments proximal et distal par rapport à l'articulation, l'axe sera automatiquement correct.

Nous avons revu les amplitudes articulaires normales dans cette édition. Après avoir compulsé une importante bibliographie, il nous est apparu qu'il existait de grandes différences et de ce fait nous avons retenu deux chiffres, moyennes des sources suivantes : American Academy of Orthopaedic Surgeons, ESCH et EPLEY, HOPPENFELD, KAPANJI, KENDALL et MAC CLEARY, MOORE, et STANFORD SYLLABI. (voir bibliographie).

On trouvera en page 11 une fiche pour noter les mesures goniométriques, comparable aux fiches du bilan moteur.

Notes à propos du texte de l'ouvrage

Les données anatomiques sont empruntées à la version américaine de l'ouvrage de GRAY, *Anatomy of the Human Body.* Les origines et les terminaisons musculaires sont décrites avec quelques détails alors que les insertions aponévrotiques ne figurent que si elles présentent un intérêt particulier.

Lors du bilan, l'examinateur doit se tenir très près du malade de manière à pouvoir exercer une stabilisation ou une opposition avec le minimum d'effort. De nombreux schémas représentent l'examinateur à distance de la table d'examen ou du côté opposé au test réalisé, ceci correspond à un effort de clarté de notre part.

Quelques positions de bilan proposées devront être modifiées pour convenir à de grands handicapés. Il pourra être nécessaire d'utiliser le décubitus ventral ou latéral au lieu de la station assise, mais ceci devra être noté.

Nous proposons l'ordre suivant pour le bilan afin d'éviter des retournements fréquents qui fatiguent le malade et qui allongent inutilement la durée de l'examen :

POSITIONNEMENT DU SUJET
Décubitus dorsal

Cou
Flexion - Tous les tests

Tronc
Flexion - Tous les tests
Rotation - Tous les tests sauf médiocre
Elévation du bassin - Tous les tests

Hanche
Flexion - Trace et zéro
Flexion, Abduction et
  Rotation Externe - Médiocre
              Trace et zéro
Abduction - Médiocre
          Trace et zéro
Adduction - Médiocre
          Trace et zéro
Rotation Externe - Médiocre
             Trace et zéro
Rotation Interne - Médiocre
             Trace et zéro

Genou
Extension - Trace et zéro

Cheville et pied
Flexion plantaire - Normal et bon
              Passable
Dorsiflexion, Supination et Adduction - Trace et zéro
Supination et Adduction du pied - Médiocre
                      Trace et zéro
Pronation et Abduction - Médiocre
                Trace et zéro

Orteils (4 derniers) et gros orteil - Tous les tests

Omoplate
Abduction et Rotation vers le haut - Normal et bon
                      Passable
Elévation - Médiocre
         Trace et zéro

Epaule
Flexion - Trace et zéro
Abduction - Médiocre
          Trace et zéro
Adduction Horizontale - Normal et bon
              Passable

Coude
Flexion - Médiocre
        Trace et zéro
Extension - Tous les tests

L'ensemble des tests de l'avant-bras, du poignet,
des doigts et du pouce peut être effectué
en décubitus dorsal.

Décubitus ventral

Cou
Extension - Tous les tests

Tronc
Extension - Tous les tests

Hanche
Extension - Tous les tests sauf médiocre

Genou
Flexion - Tous les tests sauf médiocre

Omoplate
Adduction et Rotation vers le bas - Normal et bon
                    Passable
Adduction - Normal et bon
          Passable
Elévation - Médiocre
         Trace et zéro
Abaissement et Adduction - Tous les tests

Epaule
Extension - Tous les tests
Abduction Horizontale - Normal et bon
              Passable
Rotation Externe - Tous les tests
Rotation Interne - Tous les tests

Décubitus latéral

Hanche
Flexion - Médiocre
Extension - Médiocre
Abduction - Normal et bon
         Passable
Abduction avec
Flexion - Normal et bon
       Passable
Adduction - Normal et bon
       Passable

Genou
Flexion - Médiocre
Extension - Médiocre

Cheville
Flexion plantaire - Médiocre
             Trace et zéro

Pied
Supination et Adduction du pied - Normal et bon
                    Passable
Pronation et Abduction du pied - Normal et bon
                    Passable

Position assise

Tronc
Rotation - Médiocre

Hanche
Flexion - Normal et bon
          Passable
Flexion, Abduction et
Rotation Externe - Normal et bon
          Passable
Abduction avec Flexion - Médiocre
            Trace et zéro
Rotation Externe - Normal et bon
          Passable
Rotation Interne - Normal et bon
          Passable

Genou
Extension - Normal et bon
          Passable

Pied
Dorsiflexion, Supination et Adduction - Normal et bon
            Passable
            Médiocre
Supination et Adduction - Passable

Omoplate
Abduction et Rotation vers le haut - Médiocre
            Trace et zéro
Adduction et Rotation vers le bas - Médiocre
            Trace et zéro
Adduction - Médiocre
          Trace et zéro
Elévation - Normal et bon
          Passable

Epaule
Flexion - Normal et bon
          Passable
          Médiocre
Abduction - Normal et bon
          Passable
Abduction Horizontale - Médiocre
            Trace et zéro
Adduction Horizontale - Médiocre
            Trace et zéro

Coude
Flexion - Normal et bon
          Passable

L'ensemble des tests de l'avant-bras, du poignet, des doigts et du pouce peut être effectué en position assise, l'avant-bras et la main reposant sur la table.

Station verticale

Tronc
Elévation du bassin - Autre modalité pour passable

Cheville
Flexion plantaire - Normal et bon
          Passable

FICHE DE BILAN MUSCULAIRE

NOM _____ PRÉNOM _____

DATE DE NAISSANCE _____

GAUCHE   DROIT

				Initiales de l'examinateur				
				Date				
			COU	Fléchisseurs	Sterno-Cléïdo-Mast.			
				Extenseurs (spinaux cervicaux)				
			TRONC	Fléchisseurs	Droit antérieur			
				Grand oblique droit ⎱ rotateurs Petit oblique gauche ⎰	⎱ Grand oblique gauche ⎰ Petit oblique droit			
				Extenseurs	⎱ Spinaux dorsaux ⎰ Spinaux lombaires			
				Élévation du bassin	Carré des lombes			
			HANCHE	Fléchisseurs	⎱ Psoas-iliaque ⎰ Couturier			
				Extenseurs	Grand fessier			
				Abducteurs	⎱ Moyen fessier ⎰ Tenseur du fascia lata			
				Adducteurs				
				Rotateurs externes				
				Rotateurs internes				
			GENOU	Fléchisseurs	⎱ Biceps crural ⎰ Ischio. Jamb. int.			
				Extenseurs	Quadriceps			
			CHEVILLE	Fléchis. plantaires	⎱ Jumeaux ⎰ Soléaire			
			PIED	Supination et Adduction	⎱ Jambier antérieur ⎰ Jambier postérieur			
				Pronation et Abduction	⎱ Court péronier ⎰ Long péronier			
			ORTEILS	Fléchis. Mét. Phal.	Lombricaux			
				Fléchis. Int. Phal. Prox.	Court fléch. plant.			
				Fléchis. Int. Phal. Dist.	Long fléch. plant.			
				Extens. Mét. Phal.	⎱ Ext. com. des ort. ⎰ Pédieux			
			GROS ORTEIL	Fléchis. Mét. Phal.	Court fléch. du g. ort.			
				Fléchis. Int. Phal.	Long fléch. du g. ort.			
				Extens. Mét. Phal.	Court ext. du g. ort.			
				Extens. Int. Phal.	Long ext. du g. ort.			
			MARCHE					

COTATION

Amplitude complète du mouvement contre la pesanteur

N, Normal - avec toute la résistance en fin d'amplitude

B, Bon - avec une certaine résistance en fin d'amplitude.

Amplitude complète du mouvement

P, Passable - contre pesanteur

M, Médiocre - pesanteur atténuée

Aucun mouvement

T, Trace - légère contraction

Z, Zéro - aucune contraction

Fiche de Bilan Musculaire

NOM _____ PRÉNOM _____

DATE DE NAISSANCE _____

GAUCHE   DROIT

				Initiales de l'examinateur					
				Date					
				OMOPLATE	Abducteur et Rotateur vers le Ht	Grand dentelé			
					Élévateurs Abaisseurs et Adducteurs	Trapèze (supérieur) Trapèze (inférieur)			
					Adducteurs	{ Trapèze (moyen) Rhomboïdes (grand et petit)			
				BRAS	Fléchisseur	Deltoïde (antérieur)			
					Extenseurs	{ Grand dorsal Grand rond			
					Abducteur	Deltoïde (moyen)			
					Abd. Horizontale	Deltoïde (postérieur)			
					Add. Horizontale	Grand pectoral			
					Rotateurs externes				
					Rotateurs internes				
				COUDE	Fléchisseurs	{ Biceps brachial Brachial antérieur Long supinateur			
					Extenseur	Triceps			
				AVANT-BRAS	Supinateurs				
					Pronateurs				
				POIGNET	Fléchisseurs	{ Grand palmaire Cubital antérieur			
					Extenseurs	{ 1er et 2e Radial Cubital postérieur			
				DOIGTS	Fléchis. Met. Phal.	Lombricaux			
					Fléchis. Int. Phal. Prox.	Fléch. commun superf.			
					Fléchis. Int. Phal. Dist.	Fléch. commun prof.			
					Ext. Met. Phal.	Extenseur commun			
					Adducteurs	Interos. palmaires			
					Abducteurs	Interos. dorsaux			
					Abducteur du petit doigt				
					Opposant du petit doigt				
				POUCE	Fléchis. Met. Phal.	Court fléch. du I			
					Fléchis. Int. Phal.	Long fléch. du I			
					Ext. Met. Phal.	Court ext. du I			
					Ext. Int. Phal.	Long ext. du I			
					Abducteurs	{ Court abd. du I Long abd. du I			
					Adducteur du pouce				
					Opposant du pouce				
				FACE					

NOTES :

FICHE DE BILAN ARTICULAIRE

NOM _____ PRÉNOM _____

DATE DE NAISSANCE _____

GAUCHE   DROIT

				Initiales de l'examinateur				
				Date				
			HANCHE	Flexion				
				Extension				
				Abduction				
				Adduction				
				Rotation Externe				
				Rotation Interne				
			GENOU	Flexion				
				Extension				
			CHEVILLE	Flexion plantaire				
				Dorsi-flexion				
			PIED	Supination et Adduction				
				Pronation et Abduction				
			ORTEILS	Flexion et Extension				
			ÉPAULE	Flexion				
				Extension				
				Abduction				
				Adduction				
				Rotation Externe				
				Rotation Interne				
			COUDE	Flexion				
				Extension				
			AVANT-BRAS	Supination				
				Pronation				
			POIGNET	Flexion				
				Extension				
				Inclinaison radiale				
				Inclinaison cubitale				
			DOIGTS	Flexion M. P. I. P. P. I. P. D.				
				Extension M. P. I. P. P. I. P. D.				
				Abduction				
				Adduction				
			POUCE	Flexion M. P. I. P.				
				Extension M. P. I. P.				
				Abduction				
				Adduction				

NOTES :

TABLEAUX DES INNERVATIONS
BILANS MUSCULAIRES
ET MESURES GONIOMÉTRIQUES

INNERVATION DES MUSCLES DE LA RÉGION ANTÉRO-LATÉRALE DU COU
(Branches des nerfs crâniens et du plexus cervical)

NERFS CRÂNIENS ET
BRANCHES ANTÉRIEURES
DES NERFS RACHIDIENS

Muscles superficiels
et latéro-cervicaux

Muscles pré
et latéro-cervicaux

Muscles sus-hyoïdiens
et sous-hyoïdiens

V - Trijumeau

Nerf maxillaire inférieur

Nerf dentaire inférieur
Nerf mylo-hyoïdien
Mylo-hyoïdien
Digastrique
(ventre antérieur)

VII - Facial

Nerf facial

Branche cervicofaciale
Peaucier

Digastrique
(ventre postérieur)
Stylo-hyoïdien

XI - Spinal, br. externe

Nerf spinal
Trapèze (XI, C3 - 4)
Sternocléidomastoïdien
(XI, C2 - 3)

XII - Hypoglosse

Anse de l'hypoglosse (C1)
Génio-hyoïdien
Thyro-hyoïdien

Anse cervicale (C1 - 3)
Sterno-hyoïdien
Sterno-thyroïdien
Omo-hyoïdien

C1

Anse (C1 - 2)
Droit antérieur tête
Droit latéral tête

C2   (b)

C3   (a) (b)

C4   (a) (b)

C5   **Nerf de**   (a)   (c)
      l'angulaire

C6   **Nerf phrénique** (a)   (c)
      Diaphragme

C7   (a) (c) (d)

C8   (a) (c) (d)

         (a) (c) (d)

(a) Branches (C2 - 7)   (c) Branches (C6 - 8)
    Long du cou   Scalène antérieur
(b) Branches (C1 - 3)   Scalène moyen
    Grand droit ant.   (d) Branches (C6 - 8)
    de la tête   Scalène postérieur

(Les nerfs sont en caractères gras)

14

INNERVATION DES MUSCLES DE LA RÉGION POSTÉRIEURE DU COU ET DU TRONC

BRANCHES POSTÉRIEURES DES NERFS RACHIDIENS

Muscles profonds du cou et du rachis

(C1) Branches sous-occipitales

Muscles sous-occipitaux

(C4 - 8) Branches externes

Grand droit postérieur de la tête
Petit droit postérieur de la tête
Grand oblique de la tête
Petit oblique de la tête

Branches des nerfs rachidiens

Plan superficiel
Splénius capitis
Splénius cervicis

Extenseurs du tronc
Iliocostal
Long dorsal
Surépineux

Plan profond
Semispinalis capitis
Semispinalis cervicis
Court épineux
Lamellaires
Épi-épineux
Intertransversaires internes

BRANCHES ANTÉRIEURES DES NERFS RACHIDIENS

Muscles du thorax
Muscles de l'abdomen

Branches des nerfs rachidiens

Intertransversaires
antérieurs
postérieurs
externes

(C3 - 4 - 5) Nerf Phrénique

Diaphragme

(D1 - 12) Nerfs intercostaux

Intercostaux externes
Intercostaux internes
Triangulaire du sternum
Surcostaux
Sous costaux

(D1 - 4) Branches

(D9 - 12) Branches

Petit dentelé postéro-supérieur
Petit dentelé postéro-inférieur

(D7 - 12) Branches intercostales

Muscles antéro-latéraux
Grand oblique de l'abdomen
Petit oblique de l'abdomen
Transverse de l'abdomen
Grand droit de l'abdomen

(D12 - L1) Nerf grand abdomino-génital

(L1) Nerf petit abdomino-génital

(D12) Branche

Pyramidal de l'abdomen

(D12 - L1) Branches

Muscles postérieurs
Carré des lombes
Psoas-iliaque *

* Voir : Innervation des muscles du membre inférieur

(Les nerfs sont en caractères gras)

15

COU : FLEXION

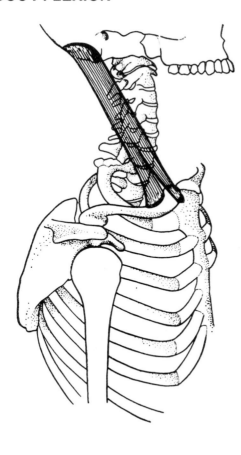

Vue latérale :
Sterno-cléido-mastoïdien

Amplitude du mouvement :

La flexion du rachis cervical correspond tout au plus au redressement de la lordose du segment (la plus grande partie du mouvement se situant dans l'articulation occipito-atloïdienne).

Facteurs limitant le mouvement :

1. Tension du ligament vertébral commun postérieur, du ligament jaune, et des ligaments interépineux et surépineux.
2. Tension des spinaux cervicaux.
3. Contact du coin antéro-inférieur de chaque corps vertébral avec le coin antéro-supérieur de la vertèbre sous-jacente.
4. Compression de l'anneau fibreux en avant.

Fixation du mouvement :

1. Contraction des muscles de la paroi antérieure de l'abdomen.
2. Poids du thorax et des membres supérieurs.

MUSCLE PRINCIPAL

MUSCLE	ORIGINE	TERMINAISON
Sterno-cléido-mastoïdien *(Sternocleidomastoideus)* Inn. : Spinal (XI) branche externe, et branches antérieures (C2, C3)	Chef sternal : a. Partie supérieure de la face antérieure du manubrium sternal Chef claviculaire : a. Face antérieure du tiers interne de la clavicule	a. Face externe de l'apophyse mastoïde, du sommet au bord supérieur b. Et par une mince aponévrose sur la moitié externe de la ligne courbe occipitale supérieure
Muscles accessoires		
Grand droit antérieur de la tête Long du cou Scalène antérieur	Scalène moyen Scalène postérieur Petit droit antérieur de la tête	
Groupe des muscles sous-hyoïdiens		

* Inn. : innervation

16

COU : FLEXION

Normal et bon

Décubitus dorsal, épaules relâchées.

Stabiliser la partie inférieure du thorax.

Le sujet fléchit le rachis cervical dans toute l'amplitude du mouvement.

La résistance est appliquée sur le front.

Si le mouvement est lent ou semble difficile, l'examinateur doit placer une main sous la tête du sujet, car les muscles peuvent céder brusquement, tandis qu'il exerce une résistance de l'autre main.

Note : les muscles accessoires fléchissent l'extrémité céphalique et stabilisent le rachis cervical alors que les sterno-cléido-mastoïdiens réalisent une flexion du cou.

En cas de déficit des muscles accessoires, la contraction de puissants sterno-cléido-mastoïdiens aura plutôt tendance à accentuer qu'à réduire la lordose cervicale. La tête peut être soulevée du plan, mais elle effectuera une rotation accentuée en arrière avec élévation du menton (position du « col roulé »).

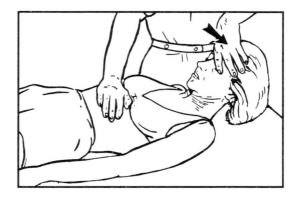

Normal et bon

En cas d'asymétrie entre les deux sterno-cléido-mastoïdiens, le bilan peut être réalisé séparément par rotation controlatérale de la tête et flexion du cou.

La résistance est appliquée au-dessus de l'oreille.

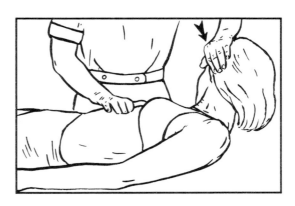

Passable et médiocre

Décubitus dorsal, épaules relâchées.

Stabiliser la partie inférieure du thorax.

Le sujet fléchit le rachis cervical dans toute l'amplitude du mouvement pour une cotation « passable » et partiellement pour une cotation « médiocre ».

En cas de difficulté à la flexion, l'examinateur devra prendre la précaution de placer une main sous la tête du sujet.

Note : la cotation « médiocre » peut être effectuée en décubitus latéral, l'examinateur soutenant la tête de la main, mais cette dernière aura tendance à faciliter le mouvement.

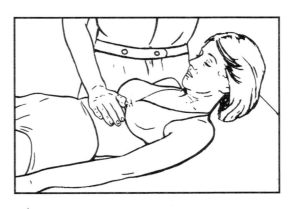

Trace et zéro

Les sterno-cléido-mastoïdiens peuvent être perçus de part et d'autre du cou lorsque le sujet tente une flexion.

Note : une tentative de compensation par les peauciers du cou entraînerait un abaissement des commissures labiales avec tendance à l'ouverture de la bouche et une contraction évidente des faisceaux musculaires superficiels de la partie antérieure du cou.

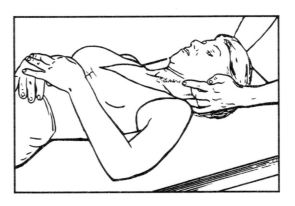

COU : EXTENSION

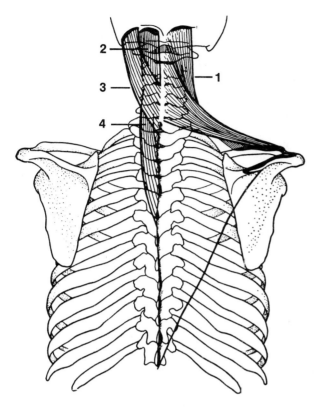

Vue postérieure :
1. Trapèze (chef supérieur)
2. Grand complexus
3. Splenius capitis
4. Splenius cervicis

Amplitude du mouvement :

L'extension du rachis cervical se poursuit jusqu'à ce que la tête vienne au contact de la masse des spinaux dorsaux supérieurs.

Facteurs limitant le mouvement :

1. Tension du ligament vertébral commun antérieur.
2. Tension des muscles antérieurs du cou.
3. Contact des apophyses épineuses.

Fixation du mouvement :

1. Contraction des spinaux dorsaux et des abaisseurs des membres supérieurs.
2. Poids du tronc et des membres supérieurs.

MUSCLES PRINCIPAUX

MUSCLE	ORIGINE	TERMINAISON
Trapèze (chef supérieur) *(Trapezius)* Inn.: Branche externe du spinal (XI) et branches antérieures de C3, C4	a. Protubérance occipitale externe et tiers interne de la ligne courbe occipitale supérieure b. Ligament cervical postérieur à sa partie supérieure c. Apophyse épineuse de la 7e vertèbre cervicale	a. Bord postérieur du tiers externe de la clavicule
Demi-épineux *(Semispinalis capitis)* Inn : Branches postérieures des nerfs cervicaux	a. Apophyses transverses des 6 ou 7 premières vertèbres dorsales et de la 7e vertèbre cervicale b. Apophyses articulaires des 4e, 5e et 6e vertèbres cervicales	a. Entre les lignes courbes occipitales supérieure et inférieure
(Splenius capitis) Inn.: Branches postérieures de C4 à C8	a. Ligament cervical postérieur à sa partie inférieure b. Apophyses épineuses de la 7e vertèbre cervicale et des 3 ou 4 premières vertèbres dorsales	a. Occipital, juste au-dessous du tiers externe de la ligne courbe occipitale supérieure b. Apophyse mastoïde du temporal
(Suite page 20)		

COU : EXTENSION

Normal et bon

Décubitus ventral, cou en flexion. Placer un oreiller sous le thorax, si nécessaire.

Stabiliser la partie supérieure du thorax et les omoplates.

Le sujet étend le rachis cervical dans toute l'amplitude du mouvement.

La résistance est appliquée sur l'occiput.

Note : en cas de déficit important des extenseurs du cou ou d'une position inconfortable, tous ces tests peuvent être effectués la tête reposant sur la table.

Les extenseurs droits et gauches peuvent être évalués par rotation correspondante de la tête associée à une extension.

Voir test et schéma en bas de page relatifs à la compensation par les spinaux dorsaux.

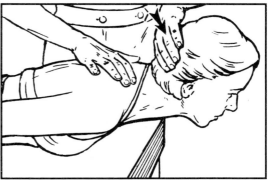

Passable et médiocre

Décubitus ventral, cou en flexion.

Stabiliser la partie supérieure du thorax et les omoplates.

Le sujet réalise une extension du rachis cervical dans toute l'amplitude du mouvement pour une cotation « passable » et partiellement pour une cotation « médiocre ».

Voir la note à propos de la flexion du cou (cotation « médiocre »).

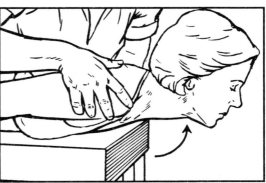

Trace et zéro

Décubitus ventral, tête soutenue.

Une contraction peut être observée et palpée entre C7 et l'occiput lors d'une tentative d'extension.

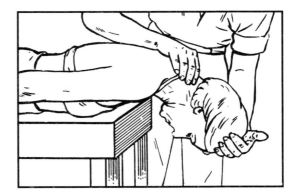

Compensation : s'assurer que le patient réalise bien une extension complète du cou. Les spinaux dorsaux peuvent entrer en jeu et soulever de la table la partie supérieure du tronc, en simulant une extension du rachis cervical.

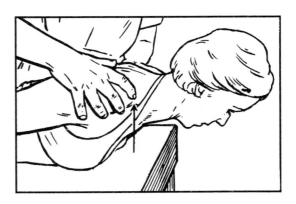

MUSCLE	ORIGINE	TERMINAISON
Splenius cervicis Inn. : Branches postérieures, (C4, C8)	a. Apophyses épineuses de la 3e à la 6e vertèbre dorsale	a. Tubercules postérieurs des apophyses transverses des 2 ou 3 premières vertèbres cervicales
Extenseurs du tronc (muscles spinaux) (régions cervicale et céphalique non illustrées) Inn.: Branches postérieures des nerfs rachidiens adjacents		
Iliocostal *(Iliocostalis)* Partie cervicale	a. Angles de la 3e à la 6e côte	a. Tubercules postérieurs des apophyses transverses des 4e, 5e et 6e vertèbres cervicales
Long dorsal Partie céphalique *(Longissimus capitis)*	a. Apophyses transverses des 4 ou 5 premières vertèbres dorsales b. Apophyses articulaires des 3 ou 4 dernières vertèbres cervicales	a. Bord postérieur de la mastoïde
Long dorsal Partie cervicale *(Longissimus cervicis)*	a. Apophyses transverses des 4 ou 5 premières vertèbres dorsales.	a. Tubercules postérieurs des apophyses transverses de la 2e à la 6e vertèbre cervicale
Epi-épineux Partie céphalique *(Spinalis capitis)*	(Fusionné au grand complexus) a. Extrémité des apophyses transverses des 6 ou 7 premières vertèbres dorsales et de la 7e vertèbre cervicale b. Apophyses articulaires des 3 dernières vertèbres cervicales	a. Entre les lignes courbes occipitales supérieure et inférieure
Epi-épineux Partie cervicale *(Spinalis cervicis)*	a. Ligament nucchal partie basse b. Apophyse épineuse de C7 c. Parfois apophyses épineuses de D1 et D2	a. Apophyse épineuse de l'axis b. Parfois apophyses épineuses de C2 et C3
Semi-épineux *(Semi-spinalis cervicis)* Inn.: Branches postérieures des nerfs rachidiens	a. Apophyses transverses des 5 ou 6 premières vertèbres dorsales	a. Apophyses épineuses de l'axis à C5
Muscles accessoires Court épineux Petit et grand obliques de la tête Petit et grand droits postérieurs de la tête Angulaire de l'omoplate		

TRONC : FLEXION

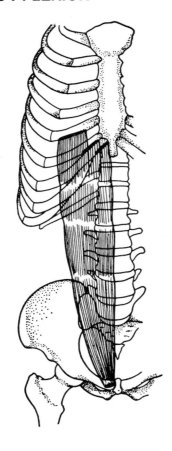

Vue antérieure :
Grand droit de l'abdomen

Amplitude du mouvement :

En décubitus dorsal, la partie supérieure du tronc peut se fléchir en direction du bassin jusqu'au décollement des omoplates du plan d'examen. Le mouvement s'effectue principalement au niveau du rachis dorsal. (Le tronc est amené en position assise lorsque les fléchisseurs des hanches entrent en jeu alors que les muscles de l'abdomen jouent le rôle de fixateurs.)

Facteurs limitant le mouvement :

1. Tension du ligament vertébral commun postérieur, des ligaments jaunes, interépineux et surépineux.
2. Tension des spinaux dorsaux.
3. Contact du coin antéro-inférieur de chaque corps vertébral avec le coin antéro-supérieur de la vertèbre sous-jacente.
4. Compression de l'anneau fibreux en avant.
5. Contact des dernières côtes avec l'abdomen.

Fixation du mouvement :

1. Contraction des fléchisseurs de hanche.
2. Poids des membres inférieurs et du bassin.

MUSCLES PRINCIPAUX

MUSCLE	ORIGINE	TERMINAISON
Grand droit de l'abdomen *(Rectus abdominis)* Inn. : Nerfs intercostaux (7e - 12e)	a. Epine pubienne b. Symphyse pubienne	a. Par 3 languettes aux cartilages des 5e, 6e et 7e côtes
Muscles accessoires Petit oblique de l'abdomen Grand oblique de l'abdomen (action inversée)		

TRONC : FLEXION

Normal

Décubitus dorsal, mains derrière la tête.

Stabiliser les membres inférieurs.

Le sujet fléchit le tronc dans toute l'amplitude du mouvement.

Il faut insister sur l'enroulement du tronc ; la flexion est possible jusqu'à ce que les omoplates perdent le contact de la table.

En cas de déficit des abdominaux, la mise en jeu des fléchisseurs de hanche peut entraîner une lordose lombaire. Dans ce cas, hanches et genoux doivent être fléchis (pieds à plat sur la table). Ceci permet la détente et l'élimination des fléchisseurs de hanche. Cependant s'il existe un déficit des spinaux lombaires, la contraction des abdominaux peut entraîner une bascule postérieure du bassin.

Dans ce cas précis, la mise en tension des fléchisseurs de hanche aurait une action stabilisatrice utile sur le bassin.

Note : il convient d'observer l'ombilic. Un mouvement ascendant indique la prévalence des faisceaux supérieurs des grands droits, un mouvement vers le bas, la prévalence des faisceaux inférieurs.

L'étude de la flexion du tronc doit être précédée du bilan de la flexion du cou.

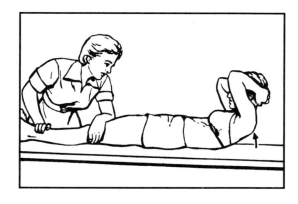

Bon

Décubitus dorsal, bras le long du corps.

Stabiliser les membres inférieurs.

Le sujet exécute une flexion dans toute l'amplitude.

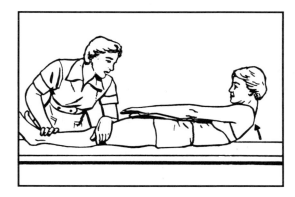

Passable

Décubitus dorsal, bras le long du corps.

Maintenir les membres inférieurs.

Le sujet réalise une flexion partielle. La tête, les saillies des épaules et la partie supérieure des omoplates doivent quitter le plan d'examen, la pointe restant au contact de la table.

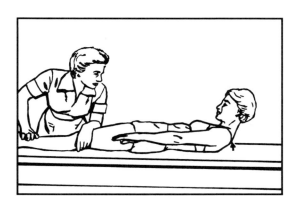

TRONC : FLEXION

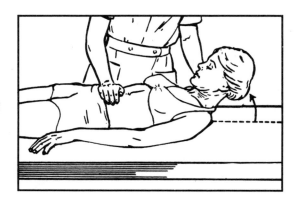

Médiocre

Décubitus dorsal, bras le long du corps.

Le sujet fléchit le rachis cervical. La partie inférieure du thorax se déprime et le bassin est basculé jusqu'à ce que le rachis lombaire repose à plat sur la table.

Il faudra s'aider de la palpation pour apprécier le caractère homogène de la contraction.

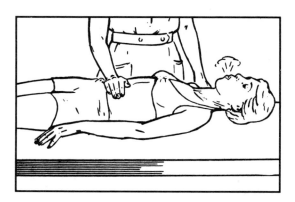

Trace et zéro

Décubitus dorsal.

Une légère contraction peut être perçue en palpant la paroi abdominale lorsque le sujet tente de tousser (ainsi que lors d'une forte expiration ou d'une tentative de soulèvement de la tête).

TRONC : ROTATION

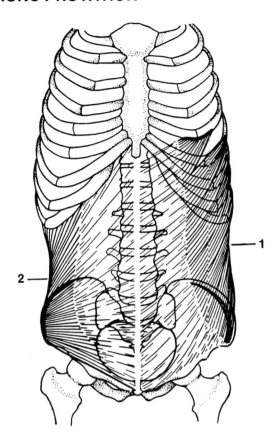

Vue antérieure
1. Grand oblique de l'abdomen
2. Petit oblique de l'abdomen

Amplitude du mouvement :

En décubitus dorsal, la rotation de la partie haute du tronc est possible jusqu'à permettre le décollement d'une omoplate du plan d'examen.

Facteurs limitant le mouvement :

1. Tension de l'anneau fibreux.
2. Tension des muscles obliques controlatéraux de l'abdomen.
3. Tension des ligaments costo-vertébraux au niveau du segment dorsal.
4. Blocage des articulations interapophysaires postérieures au segment lombaire. (Rotation négligeable).

Fixation du mouvement :

Mise en action des fléchisseurs de hanches.

MUSCLES PRINCIPAUX

MUSCLE	ORIGINE	TERMINAISON
Grand oblique *(Obliquus externus abdominis)* Inn. : Nerfs intercostaux (7-12) Grand abdomino-génital (D12-L1) Petit abdomino-génital (L1)	a. Huit digitations de la face externe et du bord inférieur des huit dernières côtes	a. Moitié antérieure de la lèvre externe de la crête iliaque b. Par une large aponévrose qui s'entrecroise avec celle du côté opposé pour former la ligne blanche qui s'étend de l'appendice xyphoïde à la symphyse pubienne
Petit oblique *(Obliquus internus abdominis)* Inn. : Nerfs intercostaux (9-12) Branches du grand abdomino-génital (D12, L1) et parfois du petit abdomino-génital (L1)	a. Moitié externe de l'arcade crurale b. Deux-tiers antérieurs du sommet de la crête iliaque c. Feuillet postérieur de l'aponévrose dorso-lombaire à proximité de la crête iliaque	a. Epine du pubis et partie interne de la crête pectinéale b. Ligne blanche c. Cartilages des 7e, 8e et 9e côtes d. Bord inférieur des cartilages des 3 ou 4 dernières côtes
Muscles accessoires		
Long dorsal Epi-épineux	Transversaires épineux	Grand droit de l'abdomen (rotation et flexion combinées du tronc)

TRONC : ROTATION

Normal

Décubitus dorsal, mains derrière la tête.

Stabiliser les membres inférieurs.

Le sujet effectue une flexion et une rotation de la partie supérieure du tronc. Répéter le mouvement du côté opposé.

La figure ci-contre illustre le test pour le grand oblique gauche et le petit oblique droit. La rotation vers le côté gauche est effectuée grâce aux muscles opposés.

Note : il convient dans tous ces tests, d'observer l'ombilic dont les déviations se feront vers le quadrant correspondant au muscle le plus puissant s'il existe un déséquilibre entre grand et petit oblique.

Un aspect en auvent de la cage thoracique peut traduire un déficit des grands obliques.

En cas de déficit des fléchisseurs de hanche, maintenir le bassin.

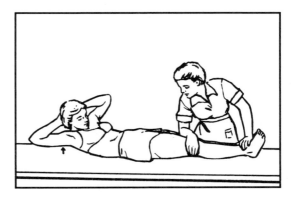

Bon et passable

Décubitus dorsal, bras le long du corps.

Stabiliser les membres inférieurs.

Le sujet effectue une flexion et une rotation de la partie supérieure du tronc d'un côté.

Une cotation « bon » est accordée si l'omoplate correspondant à l'épaule projetée en avant est décollée du plan d'examen et l'omoplate controlatérale partiellement soulevée.

Pour une cotation « passable », une seule omoplate est décollée du plan d'examen.

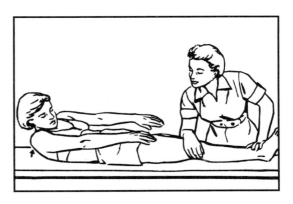

Médiocre

Assis, bras relâchés le long du corps.

Stabiliser le bassin.

Le sujet réalise une rotation du thorax d'un coté puis de l'autre.

Si la position assise est contre-indiquée, la réalisation partielle du mouvement demandé pour la cotation « passable » peut être cotée « médiocre ».

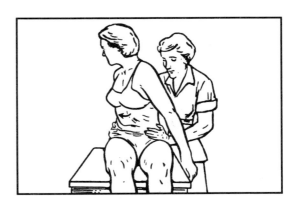

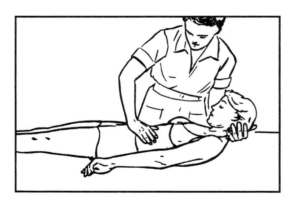

Trace et zéro

L'examinateur recherche une contraction en palpant les muscles au bord inférieur des dernières côtes alors que le sujet tente d'amener successivement la partie basse du thorax du côté gauche vers l'hémi-bassin droit et inversement.

Note : en cas de compensation par le grand pectoral on notera un soulèvement de l'épaule et une rotation du tronc de faible amplitude.

TRONC : EXTENSION

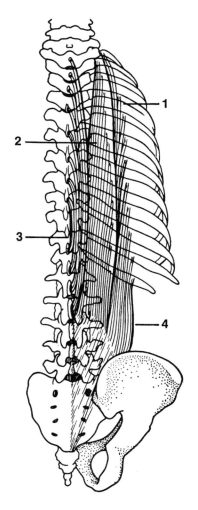

Vue postérieure

Amplitude du mouvement :

L'extension du rachis dorsal ne va guère au-delà de la rectitude. L'extension du rachis lombaire se fait sans obstacle.

Facteurs limitant le mouvement :

1. Tension du ligament vertébral commun antérieur.
2. Tension des muscles antérieurs de la paroi abdominale.
3. Contact des apophyses épineuses.
4. Contact des apophyses articulaires inférieures et des lames vertébrales.

Fixation du mouvement :

1. Contraction du grand fessier et des ischio-jambiers.
2. Poids du bassin et des membres inférieurs.

Spinaux dorsaux et lombaires
1. Long dorsal
2. Epi-épineux du dos
3. Ilio-costal dorsal
4. Ilio-costal lombaire

MUSCLES PRINCIPAUX

Muscle	Origine	Terminaison
Extenseurs du tronc (spinaux) *(Sacrospinalis)* Inn. : Branches postérieures des nerfs rachidiens adjacents		
Ilio-costal Partie dorsale *(Iliocostalis thoracis)*	a. Bords supérieurs des angles des 6 dernières côtes en dedans de l'insertion de l'ilio-costal, partie lombaire	a. Bords supérieurs des angles des 6 premières côtes b. Apophyse transverse de C7.
Long dorsal Partie dorsale *(Longissimus thoracis)*	a. Tendon commun des extenseurs du tronc b. Apophyses transverses des vertèbres lombaires	a. Extrémités des apophyses transverses de chaque vertèbre dorsale b. 9 ou 10 dernières côtes entre tubercule et angle
(Suite page 32)		

TRONC : EXTENSION

Normal et bon
(extension du rachis lombaire)

Décubitus ventral, un oreiller sous l'abdomen pour le confort du patient et pour gagner en amplitude.
(Non illustré).
Stabiliser le bassin.
Les épaules et les bras sont à distance du plan d'examen pour éviter qu'ils n'interviennent dans l'extension du tronc, le sujet réalise une extension du rachis lombaire jusqu'à ce qu'il décolle la partie inférieure du thorax du plan d'examen. La résistance est appliquée à la partie inférieure du thorax.
Note : l'étude de l'extension du tronc doit être précédée du bilan de l'extension cervicale.

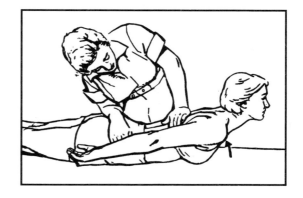

Normal et bon
(extension du rachis dorsal)

Décubitus ventral, un oreiller sous le ventre.
Stabiliser le bassin et la partie inférieure du thorax.
Le sujet étend le rachis dorsal jusqu'à l'horizontale.
La résistance est appliquée à la partie supérieure du thorax.

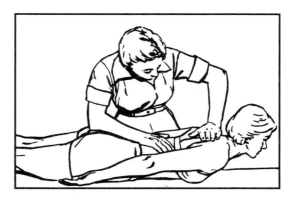

Passable
(extension du rachis dorsal et lombaire)

Décubitus ventral.
Stabiliser le bassin et les membres inférieurs.
Le sujet réalise une extension du rachis dorso-lombaire dans toute l'amplitude du mouvement.

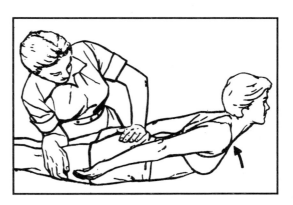

Médiocre
(extension du rachis dorsal et lombaire)

Décubitus ventral.
Stabiliser le bassin et les membres inférieurs.
Le sujet réalise le mouvement partiellement (non illustré).

Trace et zéro

Décubitus ventral.
L'examinateur recherche et évalue la contraction des spinaux lorsque le sujet tente d'exécuter une extension.

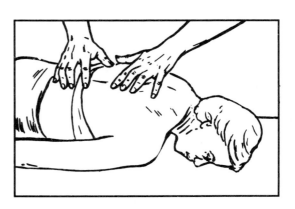

MUSCLE	ORIGINE	TERMINAISON
Epi-épineux partie dorsale	a. Apophyses épineuses des 2 premières vertèbres lombaires et des 2 dernières dorsales	a. Apophyses épineuses des 4 à 8 premières vertèbres dorsales
Ilio-costal *(Iliocostalis lumborum)* Partie lombaire	a. Tendon commun : partie moyenne de la crête sacrée, apophyses épineuses des vertèbres lombaires et, de D11 et D12 ; ligament sus-épineux, crête iliaque sur la partie postérieure de son versant interne, versant paramédian de la crête sacrée	a. Bords inférieurs des angles des 6 ou 7 dernières côtes
Carré des lombes *(Quadratus lumborum)* Inn. : Branches antérieures (D12, L1)	a. Ligament ilio-lombaire et partie adjacente de la crête iliaque sur 5 cm	a. Moitié interne du bord inférieur de la dernière côte b. Sommets des apophyses transverses des 4 premières vertèbres lombaires

Muscles accessoires

Demi-épineux ou semi-spinalis   Long et court lamellaires
Court épineux

BASSIN : ELEVATION

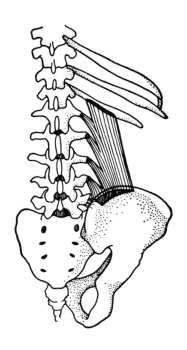

Vue postérieure
Carré des lombes

Amplitude du mouvement :

En station verticale, le bassin peut être soumis à une élévation latérale droite ou gauche entraînant une perte de contact du pied correspondant avec le sol (contraction du carré des lombes).

Facteurs limitant le mouvement :

1. Tension des ligaments vertébraux du côté opposé.
2. Contact de la crête iliaque avec le thorax.

Fixation du mouvement :

Contraction des spinaux pour fixer le thorax.

MUSCLES PRINCIPAUX

MUSCLE	ORIGINE	TERMINAISON
Carré des lombes *(Quadratus lumborum)* Inn. : D12-L1	a. Ligament ilio-lombaire et partie postérieure de la crête iliaque	a. Moitié interne du bord inférieur de la dernière côte b. Sommets des apophyses transverses des 4 premières vertèbres lombaires
Accessoirement	a. Apophyses transverses des 3 ou 4 dernières vertèbres lombaires	a. Bord inférieur de la dernière côte
Ilio-costal lombaire *(Iliocostalis lumborum)* Inn. : Nerfs rachidiens, branches dorsales ou postérieures.	a. Tendon commun de la masse commune : partie moyenne de la crête sacrée, apophyses épineuses des vertèbres lombaires et des 11e et 12e vertèbres dorsales, ligament sus-épineux, partie postérieure de la lèvre interne de la crête iliaque et bord latéral du sacrum	a. Angles postérieurs des 6 ou 7 dernières côtes b. Apophyses transverses des vertèbres lombaires
Muscles accessoires		
Grand oblique de l'abdomen (faisceaux externes) Petit oblique de l'abdomen (faisceaux externes, action inversée)		Grand dorsal (bras en appui, action inversée) Abducteurs de cuisse (action inversée des abducteurs controlat.)

BASSIN : ELEVATION

Normal et bon

Décubitus dorsal (ou ventral), rachis lombaire en légère extension. Le sujet agrippe le bord de la table pour stabiliser son thorax. En cas de déficit des muscles des bras et des épaules, c'est un aide qui doit maintenir le thorax.

Le sujet amène unilatéralement le bassin en direction du thorax.

La résistance est appliquée au-dessus de la cheville.

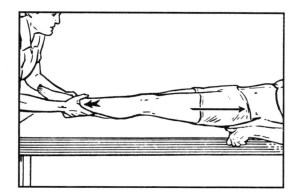

Passable et médiocre

Décubitus dorsal, rachis lombaire en légère extension.

Le sujet agrippe le bord de la table pour maintenir le thorax (non illustré).

Le sujet amène unilatéralement le bassin en direction du thorax.

Une légère résistance est appliquée pour une cotation « passable ».

Note : le sujet peut tenter de compenser par une inclinaison controlatérale du tronc.

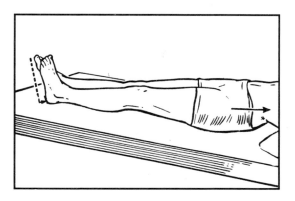

Médiocre
(Variante)

Station verticale.

Stabiliser le thorax.

Le sujet soulève son hémi-bassin en direction du thorax dans toute l'amplitude du mouvement.

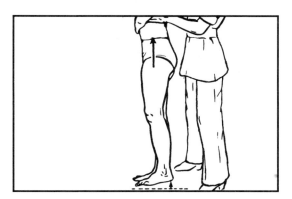

Trace et zéro

Une contraction du carré des lombes est à rechercher par une palpation lombaire profonde sous le bord externe des spinaux lorsque le sujet tente d'amener le bassin en direction du thorax.

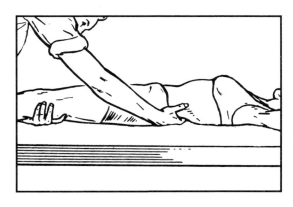

NOTES :

Innervation des Muscles du Membre Inférieur
(Plexus lombosacré)

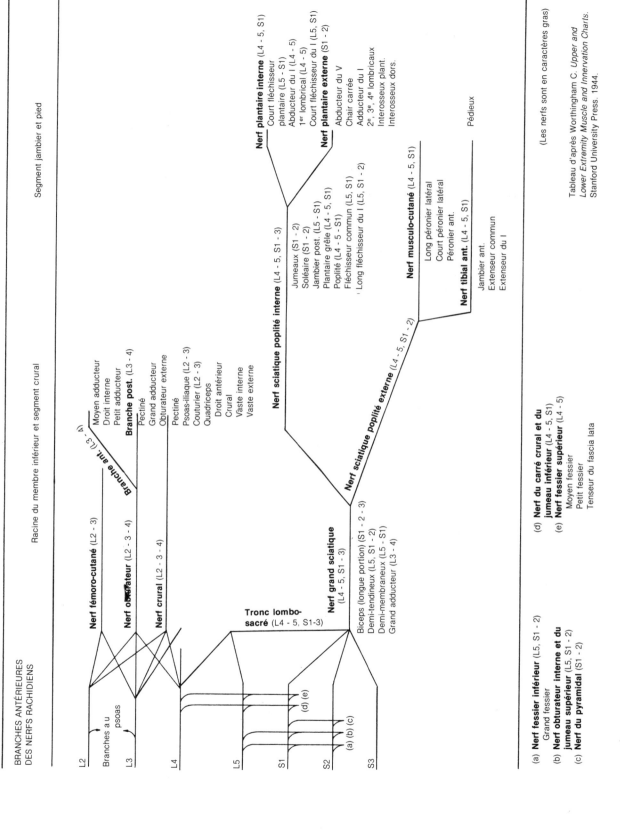

BRANCHES ANTÉRIEURES
DES NERFS RACHIDIENS

Racine du membre inférieur et segment crural

Segment jambier et pied

Nerf fémoro-cutané (L2 - 3)

Nerf obturateur (L2 - 3 - 4)

Branche ant. (L2 - 3 - 4)

Moyen adducteur
Droit interne
Petit adducteur

Branche post. (L3 - 4)

Pectiné
Grand adducteur
Obturateur externe

Nerf crural (L2 - 3 - 4)

Pectiné
Psoas-iliaque (L2 - 3)
Couturier (L2 - 3)
Quadriceps
Droit antérieur
Crural
Vaste interne
Vaste externe

Tronc lombo-sacré (L4 - 5, S1-3)

Nerf grand sciatique (L4 - 5, S1 - 3)

Biceps (longue portion) (S1 - 2 - 3)
Demi-tendineux (L5, S1 - 2)
Demi-membraneux (L5 - S1)
Grand adducteur (L3 - 4)

Nerf sciatique poplité interne (L4 - 5, S1 - 3)

Jumeaux (S1 - 2)
Soléaire (S1 - 2)
Jambier post. (L5 - S1)
Plantaire grêle (L4 - 5, S1)
Poplité (L4 - 5 - S1)
Fléchisseur commun (L5, S1)
Long fléchisseur du I (L5, S1 - 2)

Nerf plantaire interne (L4 - 5, S1)

Court fléchisseur plantaire (L5 - S1)
Abducteur du I (L4 - 5)
1er lombrical (L4 - 5)
Court fléchisseur du I (L5, S1)

Nerf plantaire externe (S1 - 2)

Abducteur du V
Chair carrée
Adducteur du I
2e, 3e, 4e lombricaux
Interosseux plant.
Interosseux dors.

Nerf sciatique poplité externe (L4 - 5, S1 - 2)

Nerf musculo-cutané (L4 - 5, S1)

Long péronier latéral
Court péronier latéral
Péronier ant.

Nerf tibial ant. (L4 - 5, S1)

Jambier ant.
Extenseur commun
Extenseur du I

Pédieux

Branches au psoas

L2
L3
L4
L5
S1
S2
S3

(a) (b) (c)
(d) (e)

(a) **Nerf fessier inférieur** (L5, S1 - 2)
Grand fessier
(b) **Nerf obturateur interne et du jumeau supérieur** (L5, S1 - 2)
(c) **Nerf du pyramidal** (S1 - 2)

(d) **Nerf du carré crural et du jumeau inférieur** (L4 - 5, S1)
(e) **Nerf fessier supérieur** (L4 - 5)
Moyen fessier
Petit fessier
Tenseur du fascia lata

(Les nerfs sont en caractères gras)

Tableau d'après Worthingham C. *Upper and Lower Extremity Muscle and Innervation Charts.* Stanford University Press. 1944.

HANCHE : FLEXION

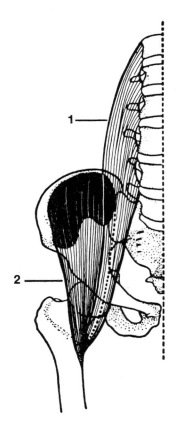

Vue antérieure
1. Psoas
2. Iliaque

Amplitude du mouvement :

0 à 120-130 degrés.

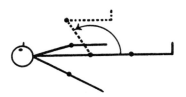

Facteur limitant le mouvement :

Contact de la cuisse avec le bassin.

Mesure :

Décubitus dorsal, hanche et genou fléchis. Le sujet plaque fermement la cuisse opposée sur le plan d'examen pour limiter la bascule postérieure du bassin.

1. Placer le bras fixe du goniomètre à la face externe du tronc sur la ligne médiane.
2. Le bras mobile est appliqué sur la face externe de la cuisse.

La lecture est faite lorsque la cuisse arrive au contact du bassin. Tout mouvement supplémentaire amenant le genou au contact du thorax met en jeu une bascule postérieure du bassin et un redressement de la lordose lombaire.

MUSCLES PRINCIPAUX

Muscle	Origine	Terminaison
Psoas *(Psoas major)* Inn.: Plexus lombaire (L2, L3)	a. Apophyses transverses des 5 vertèbres lombaires b. Faces latérales des corps des dernières vertèbres dorsales et des 5 vertèbres lombaires ainsi que de la face antérieure des disques intervertébraux correspondants	a. Petit trochanter
Iliaque *(Iliacus)* Inn. : Crural (L2, L3)	a. Deux-tiers supérieurs de la fosse iliaque interne b. Lèvre interne de la crête iliaque c. Aileron sacré	a. Bord externe du tendon du Psoas b. Petit trochanter
Muscles accessoires		
Droit antérieur Couturier Tenseur du fascia lata Grand adducteur (faisceaux obliques)		Pectiné Petit adducteur Moyen adducteur

HANCHE : FLEXION

Normal et bon

Assis, jambes pendantes. Le sujet stabilise le tronc en se tenant à la table.

Maintenir le bassin en bascule postérieure. (L'examinateur doit se tenir près du sujet et appliquer une résistance prudente du poids de son corps. Il est placé derrière le sujet sur le schéma pour mieux préciser la position des mains).

Le sujet fléchit la hanche dans les derniers degrés de l'amplitude du mouvement.

La résistance est appliquée au niveau du genou.

Note : si la position assise est contre-indiquée, le test peut être effectué sur le sujet en décubitus dorsal. Pour la cotation « passable », une opposition légère doit être appliquée dans les derniers degrés du mouvement car la pesanteur facilite la flexion au-delà de 90°.

Voir les compensations possibles page suivante.

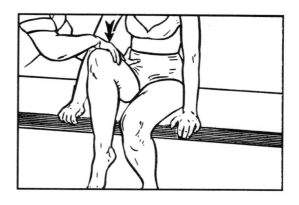

Passable

Assis, jambes pendantes. Le sujet se tient à la table.

Maintenir le bassin en bascule postérieure.

Le sujet fléchit les hanches dans les derniers degrés d'amplitude du mouvement.

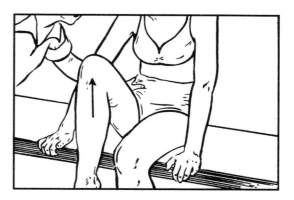

Médiocre

Décubitus latéral, membre inférieur sus-jacent soutenu.

Tronc, bassin et membres inférieurs alignés.

Maintenir le bassin en bascule postérieure.

Le sujet fléchit la hanche dans toute l'amplitude du mouvement. La flexion du genou est autorisée pour éviter la mise en tension des ischio-jambiers.

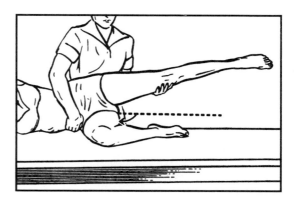

Trace et zéro

Décubitus dorsal, membre inférieur maintenu en flexion. Une contraction pourra être perçue sous l'arcade crurale en dedans du couturier, lorsque le sujet tente de fléchir la cuisse.

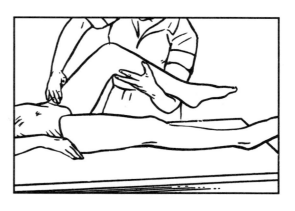

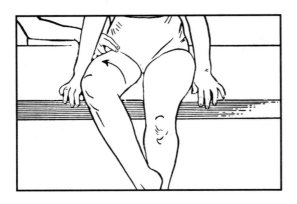

La compensation par le couturier entraîne une rotation externe et une abduction de la hanche. Le muscle est facilement observable et palpable au niveau de son origine lors du mouvement.

Note : la compensation par le tenseur du fascia lata entraîne une rotation interne et une abduction de la hanche et le muscle est également visible et palpable à son origine.

Le sujet peut tenter une compensation par les fléchisseurs accessoires en se penchant en arrière. Cependant, il faut savoir que les derniers degrés de flexion de la hanche dépendent des muscles principaux.

HANCHE : FLEXION, ABDUCTION, ROTATION EXTERNE AVEC FLEXION DU GENOU

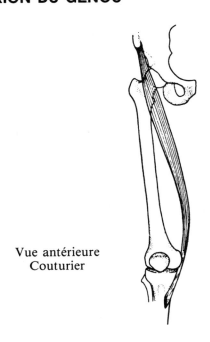

Vue antérieure
Couturier

Amplitude du mouvement :

Action polyarticulaire ; amplitudes articulaires incomplètement mises en jeu.

Facteur limitant le mouvement :

Aucun ; amplitudes incomplètes.

Fixation du mouvement :

1. Contraction des muscles abdominaux pour maintenir le bassin.
2. Poids du tronc.

MUSCLE PRINCIPAL

MUSCLE	ORIGINE	TERMINAISON
Couturier *(Sartorius)* Inn. : Crural (L2, L3)	a. Epine iliaque antéro-supérieure b. Moitié supérieure de l'échancrure inter-épineuse	a. Face antéro-interne de l'extrémité supérieure du tibia. En avant du droit interne et du demi-tendineux avec lesquels il constitue la patte d'oie
Muscles accessoires Fléchisseurs de la cuisse et du genou Rotateurs externes de hanche Abducteurs de hanche		

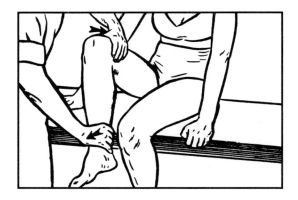

HANCHE : FLEXION, ABDUCTION, ROTATION EXTERNE AVEC FLEXION DU GENOU

Normal et bon

Assis, jambes pendantes au bord de la table. Flexion, abduction, rotation externe de la hanche et flexion du genou par le sujet. La résistance à la flexion et à l'abduction de hanche est appliquée d'une main au-dessus du genou ; de l'autre main, placée au-dessus et en dedans de la cheville, l'examinateur s'oppose à la rotation externe de la hanche et à la flexion du genou.

Note : tous ces tests peuvent être exécutés en décubitus dorsal si la position assise est contre-indiquée. La cotation « passable » correspond à une légère résistance.

HANCHE : FLEXION, ABDUCTION, ROTATION EXTERNE AVEC FLEXION DU GENOU

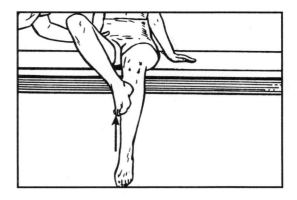

Passable

Assis, jambes pendantes ; position de départ : le talon du côté à tester au contact de la cheville opposée.
Maintenir le bassin.
Le sujet remonte le long de la crête tibiale de la jambe opposée en réalisant ainsi flexion, abduction et rotation externe de la jambe, associées à une flexion du genou.

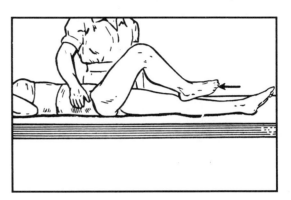

Médiocre

Décubitus dorsal, talon au contact de la cheville opposée.
Maintenir le bassin.
Le sujet remonte le long de la crête tibiale de la jambe opposée jusqu'au genou, en réalisant ainsi flexion, abduction et rotation externe de la hanche associée à une flexion du genou.

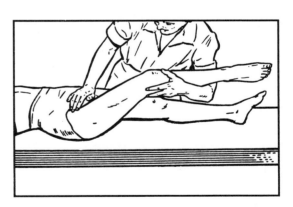

Trace et zéro

Le tendon du couturier peut être palpé près de son origine juste au-dessous de l'épine iliaque antéro-supérieure.

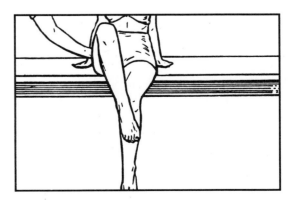

La compensation par le psoas-iliaque ou par le droit antérieur dans ce mouvement est mise en évidence par une flexion directe de la hanche, sans abduction ni rotation externe.

HANCHE : EXTENSION

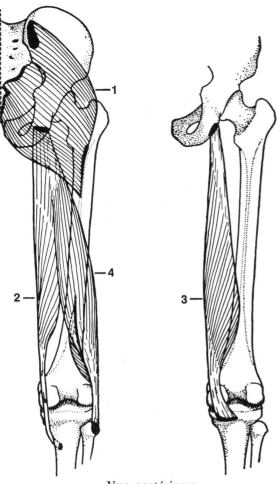

Vue postérieure
1. Grand fessier
2. Demi-tendineux
3. Demi-membraneux
4. Biceps crural (longue portion)

Amplitude du mouvement :

0 à 10-20 degrés.

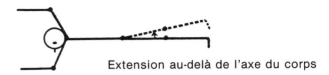

Extension au-delà de l'axe du corps

Facteurs limitant le mouvement :

1. Tension du ligament de Bertin.
2. Tension des fléchisseurs de hanche.

Mesure :

Décubitus ventral, membres inférieurs dans l'alignement du tronc. Le sujet applique fermement la cuisse opposée sur le plan d'examen pour limiter la tendance à la bascule antérieure du bassin lorsque la hanche à mesurer est mise en extension.

1. Placer le bras fixe du goniomètre à la face externe du tronc sur la ligne médiane.
2. Le bras mobile étant appliqué contre la cuisse.

Le bassin ne doit pas décoller du plan d'examen.

MUSCLES PRINCIPAUX

Muscle	Origine	Terminaison
Grand fessier *(Gluteus maximus)* Inn.: Fessier inférieur (L5, S1, S2)	a. Fosse iliaque externe en arrière de la ligne semi-circulaire postérieure et lèvre externe de la crête iliaque au-dessus et en arrière de cette ligne b. Face postérieure de la partie inférieure du sacrum et bord externe du coccyx c. Face postérieure du grand ligament sacro-sciatique et aponévrose lombosacrée	a. Bord postérieur de la lame tendineuse du fascia lata b. Branche de trifurcation externe de la ligne âpre
Demi-tendineux *(Semi-tendinosus)* Inn. : Sciatique (L5, S1, S2, S3)	a. Tubérosité ischiatique par un tendon commun avec la longue portion du biceps	a. Face antéro-interne de l'extrémité supérieure du tibia en arrière du couturier (patte d'oie)
(suite page 46)		

HANCHE : EXTENSION

Normal et bon

Décubitus ventral.

Maintenir le bassin (l'examinateur devra se placer près du sujet et du côté à tester).

Le sujet met sa hanche en extension dans toute l'amplitude du mouvement.

La résistance est appliquée au-dessus du genou.

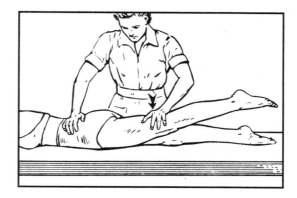

Normal et bon
(Test pour isoler le grand fessier)

Décubitus ventral, genou fléchi.

Maintenir le bassin.

Le sujet met sa hanche en extension en gardant le genou flé-chi pour limiter l'action des muscles ischio-jambiers.

La résistance est appliquée au-dessus du genou.

L'amplitude du mouvement sera plus limitée que dans la position ci-dessus du fait de la mise en tension du droit antérieur.

Note : la flexion du genou ne devra pas dépasser 90° en cas de tendance aux crampes.

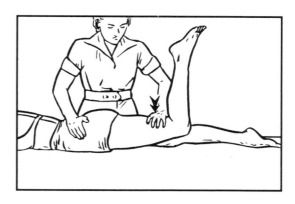

Passable

Décubitus ventral.

Maintenir le bassin.

Le sujet met sa hanche en extension dans toute l'amplitude du mouvement.

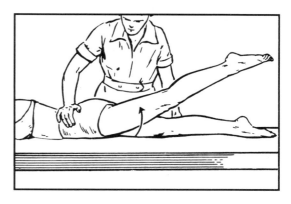

Médiocre

Décubitus latéral, hanche en flexion, genou en extension, membre inférieur sus-jacent soutenu par l'examinateur.

Maintenir le bassin.

Le sujet met sa hanche en extension dans toute l'amplitude du mouvement. Dans les cotations « passable » et « médio-cre », le genou peut être fléchi pour isoler l'action du grand fessier.

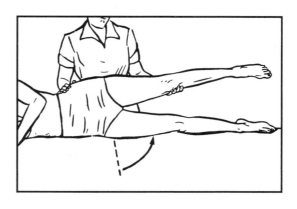

HANCHE : EXTENSION

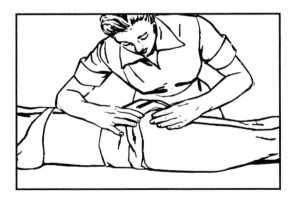

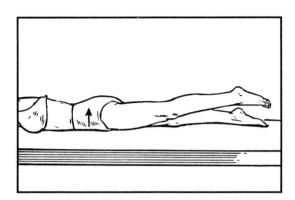

Trace et zéro

Décubitus ventral.

La contraction du grand fessier resserre le pli inter-fessier. Il faut palper la partie supérieure et la partie inférieure du muscle, lorsque le sujet tente une extension de hanche.

Le sujet peut soulever son bassin et maintenir le membre inférieur à l'aide des ischio-jambiers, en s'aidant d'une extension du rachis lombaire pour décoller le membre de la table. L'examinateur doit s'assurer de la stabilité du bassin et le mouvement doit bien être réalisé au niveau de la hanche.

Note : en cas de rétraction des fléchisseurs de hanche, ou si l'on recherche une plus grande amplitude du mouvement, le bilan peut être effectué en décubitus ventral, hanche fléchie à 90° au bord de la table. (Cette modalité n'est pas recommandée chez le sujet âgé ou en cas de déficit extensif ; faire une estimation sur le sujet en décubitus latéral).

MUSCLES PRINCIPAUX *(Suite)*

MUSCLE	ORIGINE	TERMINAISON
Demi-membraneux *(Semi-membranosus)* Inn.: Sciatique (L5, S1)	a. Tubérosité ischiatique en dehors du tendon commun du biceps et du demi-tendineux	a. Partie postérieure de la tubérosité interne du tibia (patte d'oie) b. Expansion fibreuse se confondant avec l'aponévrose du poplité, le ligament latéral interne du genou et l'aponévrose jambière
Biceps crural (longue portion) *(Biceps femoris)* Inn.: Sciatique (S1, S2, S3)	a. Face postérieure de la tubérosité ischiatique	a. Face externe de la tête du péroné b. Tubérosité externe du tibia

HANCHE : ABDUCTION

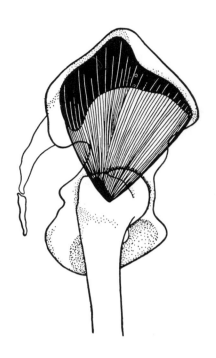

Vue externe
Moyen fessier

Amplitude du mouvement :

0 à 45 degrés.

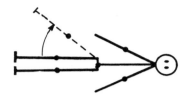

Facteurs limitant le mouvement :

1. Tension du ligament de Bertin (faisceaux inférieurs) et du ligament pubo-fémoral.
2. Tension des adducteurs de cuisse.

Mesure :

Décubitus dorsal, genou en extension, hanche en abduction.

1. Placer le bras fixe du goniomètre au-dessous d'une ligne parallèle aux épines iliaques antéro-supérieures, au niveau de l'articulation de la hanche.
2. Le bras mobile est appliqué sur la ligne médiane à la face antérieure de la cuisse.

Eviter toute rotation externe ou tout mouvement de bassin en direction du thorax.

MUSCLE PRINCIPAL

MUSCLE	ORIGINE	TERMINAISON
Moyen fessier *(Gluteus medius)* Inn.: Fessier supérieur (L4, L5, S1)	a. Fosse iliaque externe entre la ligne semi-circulaire inférieure, la lèvre supérieure de la gouttière sus-cotyloïdienne et le bord de la grande échancrure sciatique b. Aponévrose fessière	a. Bord antérieur du grand trochanter
Muscles accessoires Petit fessier Tenseur du fascia lata Grand fessier (faisceaux supérieurs)		

HANCHE : ABDUCTION

Normal et bon

Décubitus latéral, hanche en légère extension, genou opposé fléchi pour assurer l'équilibre.

Maintenir le bassin.

Le sujet réalise une abduction de hanche dans toute l'amplitude du mouvement, sans rotation externe.

La résistance est appliquée au-dessus du genou.

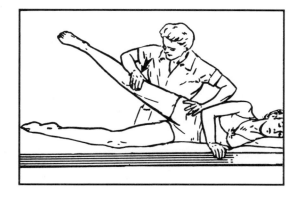

Passable

Décubitus latéral, hanche en légère extension. Le genou opposé est fléchi pour assurer l'équilibre.

Maintenir le bassin.

Le sujet réalise une abduction de hanche dans toute l'amplitude du mouvement.

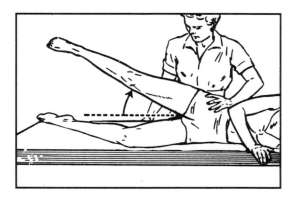

Médiocre

Décubitus dorsal.

Maintenir le bassin et le membre inférieur opposé.

Le sujet réalise une abduction dans toute l'amplitude du mouvement sans rotation.

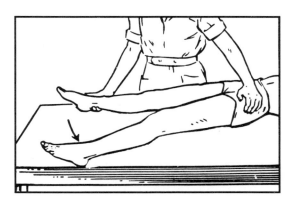

Trace et zéro

Les faisceaux du moyen fessier peuvent être palpés au niveau de la fosse iliaque externe au-dessus du grand trochanter, lorsque le sujet tente de réaliser une abduction de hanche.

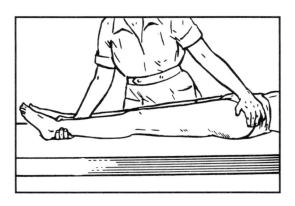

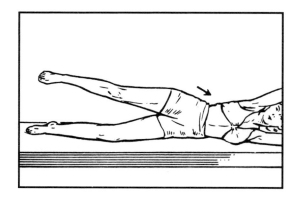

Le sujet peut amener le bassin en direction du thorax grâce à une forte contraction des muscles du flanc, soulevant ainsi son membre inférieur en légère abduction. L'examinateur doit s'assurer de la stabilité du bassin et le mouvement doit bien être réalisé au niveau de la hanche. (Le bras a été placé au-dessus de la tête pour montrer la contraction des muscles du flanc).

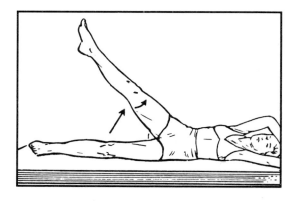

Toute rotation externe de hanche doit être évitée lors de l'abduction, sinon les fléchisseurs de hanche risquent de compenser le moyen fessier. Une flexion de hanche permet une compensation par le tenseur du fascia lata.

HANCHE : ABDUCTION A PARTIR D'UNE POSITION EN FLEXION

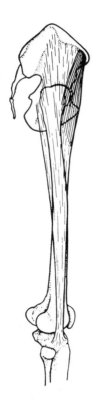

Vue externe
Tenseur du fascia lata

Amplitude du mouvement :

Action polyarticulaire ; amplitudes articulaires incomplètement mises en jeu.

Facteur limitant le mouvement :

Aucun ; amplitudes incomplètes.

Fixation du mouvement :

1. Contraction des muscles abdominaux et du grand dorsal.
2. Poids du tronc.

MUSCLE PRINCIPAL

Muscle	Origine	Terminaison
Tenseur du fascia lata *(Tensor fasciae latae)* Inn. : Fessier supérieur (L4, L5, S1)	a. Partie antérieure de la lèvre externe de la crête iliaque b. Face externe de l'épine iliaque antéro-supérieure c. Face profonde de l'aponévrose fessière	a. Ses fibres s'entremêlent avec la bandelette ilio-tibiale à l'union des tiers moyen et supérieur. Cette dernière se fixe sur la face antérieure de la tubérosité externe du tibia
Muscles accessoires Moyen fessier Petit fessier		

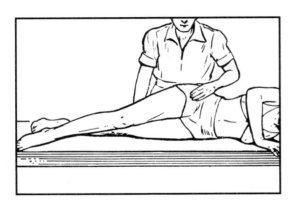

HANCHE : ABDUCTION A PARTIR D'UNE POSITION EN FLEXION

Normal et bon

Décubitus latéral, genou sous-jacent en légère flexion pour l'équilibre ; hanche à tester fléchie à 45° sur le bassin. Maintenir le bassin.

HANCHE : ABDUCTION A PARTIR D'UNE POSITION EN FLEXION

Normal et bon (suite)

Le sujet exécute une abduction de hanche d'environ 30°.
La résistance est appliquée au-dessus du genou.

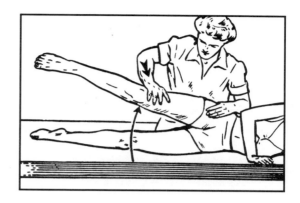

Passable

Décubitus latéral, genou sous-jacent en légère flexion pour assurer l'équilibre ; hanche à tester fléchie à 45° sur le bassin.
Maintenir le bassin.
Le sujet exécute une abduction de hanche d'environ 30°.

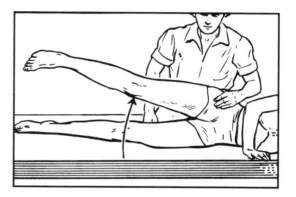

Médiocre

Assis, genoux étendus, tronc incliné à 45°, mains en appui arrière.
Maintenir le bassin.
Le sujet exécute une abduction de hanche d'environ 30°.

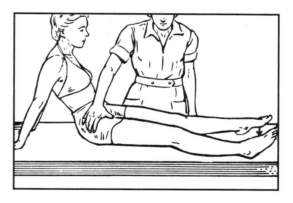

Trace et zéro

L'existence d'une contraction du tenseur du fascia lata peut être observée et palpée au-dessous de son origine et à l'insertion du tendon à la face externe du genou et du tibia.

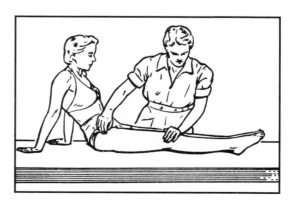

HANCHE : ADDUCTION

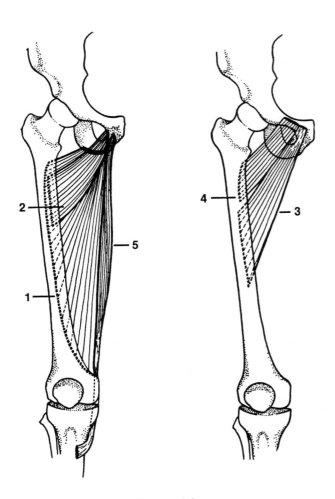

Amplitude du mouvement :

0 à 20-30 degrés.

Facteurs limitant le mouvement :

1. Contact de la jambe opposée.
2. Tension du ligament ischio-fémoral, hanche en flexion.

Mesure :

Décubitus dorsal, membre inférieur contro-latéral en abduction, membre à tester en adduction maximale.

1. Placer le bras fixe du goniomètre au-dessus d'une ligne parallèle aux épines iliaques antéro-supérieures, au niveau de la hanche.
2. Le bras mobile est appliqué sur la face antérieure de la cuisse.

Eviter toute rotation interne de hanche.

Vue antérieure
1. Grand adducteur
2. Petit adducteur
3. Moyen adducteur
4. Pectiné
5. Droit interne

MUSCLES PRINCIPAUX

MUSCLE	ORIGINE	TERMINAISON
Grand adducteur *(Adductor magnus)* Inn. : Obturateur (branche postérieure L3, L4) et branche du sciatique	a. Bord externe de la face inférieure de la tubérosité ischiatique b. Branche inférieure de l'ischion c. Face antérieure de la branche inférieure du pubis	a. Sur toute la longueur de la ligne âpre et sur son prolongement interne b. Sur le tubercule du 3e adducteur au-dessus du condyle interne
Petit adducteur *(Adductor brevis)* Inn. : Obturateur (branche antérieure L3, L4)	a. Face externe de la branche inférieure du pubis	a. Aux deux tiers inférieurs d'une ligne allant du petit trochanter à la ligne âpre, et à la partie supérieure de la ligne âpre
(suite page 56)		

HANCHE : ADDUCTION

Normal et bon

Décubitus dorsal, le membre à tester reposant sur le plan d'examen, l'autre soutenu par l'examinateur en abduction d'environ 25°.

Le sujet porte le membre à tester en adduction jusqu'à ce qu'il arrive au contact du membre sus-jacent.

L'opposition est appliquée au-dessus du genou tout en exerçant une contre-résistance sur le membre opposé.

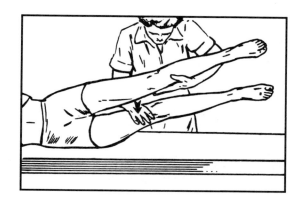

Passable

Décubitus latéral, le membre à tester reposant sur la table et l'autre soutenu par l'examinateur en abduction d'environ 25°.

Le sujet met le membre testé en adduction jusqu'à ce qu'il arrive au contact du membre inférieur sus-jacent.

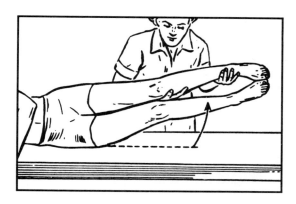

Médiocre

Décubitus dorsal, membres inférieurs en abduction à 25° environ.

Maintenir le bassin et le membre opposé.

Le sujet porte le membre inférieur testé en adduction dans toute l'amplitude du mouvement, sans rotation.

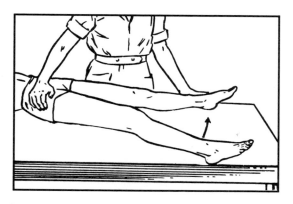

Trace et zéro

La contraction des faisceaux des adducteurs est palpable à la face interne de cuisse, tandis que les tendons peuvent être perçus au niveau du pubis, lorsque le sujet tente une adduction de hanche.

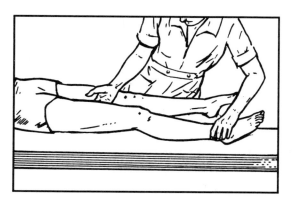

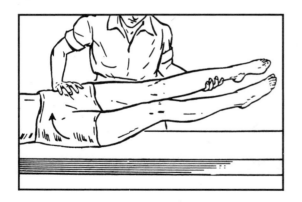

Le sujet peut tenter de compenser l'action des adducteurs par les fléchisseurs de hanche en mettant sa hanche en rotation interne et en effectuant une bascule postérieure du bassin ou bien par une rotation externe de hanche et une bascule antérieure du bassin.

Le décubitus latéral doit être strictement maintenu.

MUSCLES PRINCIPAUX *(Suite)*

MUSCLE	ORIGINE	TERMINAISON
Moyen adducteur *(Adductor longus)* Inn. : Obturateur (branche antérieure L3, L4)	a. Surface angulaire du pubis au-dessous de l'épine pubienne, en dehors de la symphyse	a. Tiers moyen de la gouttière de la ligne âpre
Pectiné *(Pectineus)* Inn. : Crural (L2, L3, L4 et obturateur)	a. Crête pectinéale depuis l'épine du pubis jusqu'à l'éminence iliopectinée	a. Branche moyenne de trifurcation de la ligne âpre
Droit interne *(Gracilis)* Inn. : Obturateur (branche antérieure L3, L4)	a. Moitié inférieure de la surface angulaire du pubis débordant sur la branche descendante	a. Partie supérieure de la face interne du tibia (patte d'oie)

HANCHE : ROTATION EXTERNE

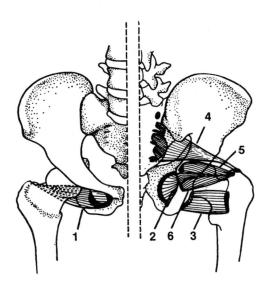

Amplitude du mouvement :

0 à 40-50 degrés (moindre en extension de hanche).

Facteurs limitant le mouvement :

1. Tension du ligament de Bertin.
2. Tension des rotateurs internes de hanche.

Mesure :

Assis, jambes pendantes, hanches et genoux fléchis à 90° environ. Mettre la cuisse en rotation externe. (Voir position de cotation « passable »).
1. Placer le bras fixe du goniomètre perpendiculairement au plan d'examen, en regard du genou.
2. Le bras mobile est en regard de la crête tibiale.

Le sujet se tient à la table pour stabiliser le bassin. Ne tolérer aucune flexion, abduction, adduction de hanche ou inclinaison latérale du tronc.

Vue antérieure	Vue postérieure
1. Obturateur externe	4. Pyramidal
2. Obturateur interne	5. Jumeau supérieur
3. Carré crural	6. Jumeau inférieur
	7. Grand fessier
	(Non illustré. Voir page 45)

MUSCLES PRINCIPAUX

MUSCLE	ORIGINE	TERMINAISON
Obturateur externe *(Obturator externus)* Inn. : Obturateur (L3, L4)	a. Pourtour interne du trou obturateur b. Face externe de la membrane obturatrice sur ses 2/3 internes c. Branches ischio et ilio-pubiennes d. Branche ischiatique	a. Fossette digitale de la face interne du grand trochanter
Obturateur interne *(Obturator internus)* Inn. : N. de l'obturateur interne (L5, S1, S2)	a. Face interne des branches ischio et ilio-pubiennes b. Branche ischiatique c. Face endopelvienne de la partie supérieure de la grande échancrure sciatique et du trou obturateur	a. Traverse la petite échancrure sciatique et se termine à la partie antérieure de la face interne du grand trochanter près de la fossette digitale
Carré crural *(Quadratus femoris)* Inn. : N. du carré crural (L4, L5, S1)	a. Bord antéro-externe de la tubérosité ischiatique	a. Extrémité supérieure du tubercule du carré crural du fémur
Pyramidal *(Piriformis)* Inn : (S1, S2)	a. Face antérieure du sacrum au pourtour des quatre premiers trous sacrés antérieurs b. Bord de la grande échancrure sciatique et face externe du grand ligament sacro-sciatique	a. Traverse la grande échancrure sciatique pour gagner le bord supérieur du grand trochanter
(suite page 60)		

HANCHE : ROTATION EXTERNE

Normal et bon

Assis, jambes pendantes, un coussin sous le genou du côté examiné.

Maintenir la cuisse au-dessus du genou pour éviter l'abduction et la flexion de hanche. Le sujet se tient à la table pour stabiliser le bassin.

Le sujet réalise une rotation externe de hanche. Ne pas lui permettre de favoriser cette rotation externe en surélevant le bassin du côté opposé ou en tentant une flexion du genou ou une abduction de hanche.

La résistance est appliquée au-dessus de la cheville.

Note : la résistance doit être appliquée avec prudence et sans à-coup dans les tests de rotation de hanche ou d'épaule. En effet, le bras de levier important dont on dispose risque d'entraîner des lésions articulaires.

Si la station assise est contre-indiquée, utiliser le décubitus dorsal comme pour la cotation « médiocre ». L'opposition est alors appliquée au-dessus du genou et au-dessus de la cheville.

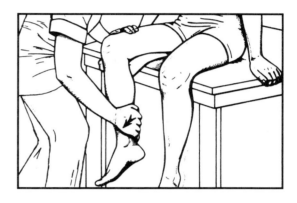

Passable

Assis, jambes pendantes, un coussin sous le genou du côté examiné.

La résistance est appliquée au-dessus du genou.

Le sujet réalise une rotation externe de hanche dans toute son amplitude et maintient son bassin bien stable.

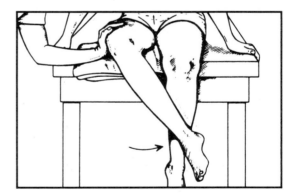

Médiocre

Décubitus dorsal ou station verticale, hanche en rotation interne.

Maintenir le bassin.

Le sujet réalise une rotation externe dans toute l'amplitude du mouvement.

C'est dans la seconde partie du mouvement qu'il convient de s'opposer légèrement au mouvement dans la mesure où il est alors facilité par la pesanteur.

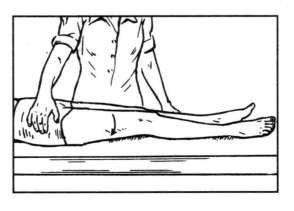

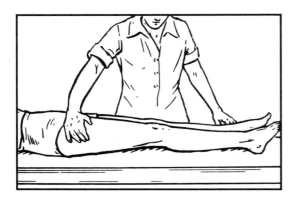

Trace et zéro

Une contraction des rotateurs externes peut être perçue essentiellement par la palpation profonde entre le grand trochanter et l'ischion lorsque le sujet tente de réaliser une rotation externe de hanche.

MUSCLES PRINCIPAUX *(Suite)*

MUSCLE	ORIGINE	TERMINAISON
Jumeau supérieur *(Gemellus superior)* Inn. : Branche du N. de l'obturateur interne (L5, S1, S2)	a. Face externe de l'épine sciatique	a. Partie supérieure du tendon de l'obturateur interne et, avec lui, à la face interne du grand trochanter
Jumeau inférieur *(Gemellus inferior)* Inn. : Branche du N. du carré crural (L4, L5, S1)	a. Face postérieure de la tubérosité ischiatique	a. Partie inférieure du tendon de l'obturateur interne et, avec lui, à la face interne du grand trochanter
Grand fessier *(Gluteus maximus)* (schéma page 44) Inn : Fessier inférieur (L5, S1, S2)	a. Ligne semi-circulaire postérieure et lèvre externe de la crête iliaque au-dessus et en arrière de cette ligne b. Face postérieure de la partie inférieure du sacrum et du bord externe du coccyx c. Face postérieure du grand ligament sacro-sciatique et aponévrose lombo-sacrée	a. Bord postérieur de la lame tendineuse du fascia lata au-dessus du grand trochanter b. Crête du grand fessier
Muscles accessoires		
Couturier		Biceps crural (longue portion)

HANCHE : ROTATION INTERNE

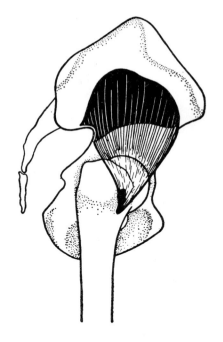

Vue externe
Petit fessier

Voir rotation externe pour la stabilisation.

Amplitude du mouvement :

0 à 35-45 degrés (moindre en extension).

Facteurs limitant le mouvement :

1. Tension du ligament de Bertin, hanche en extension.
2. Tension du ligament ischio-fémoral, hanche en flexion.
3. Tension des rotateurs externes de hanche.

Mesure :

Assis, jambes pendantes, hanches et genoux fléchis à 90 degrés environ. Hanche en rotation interne. (Voir schéma, cotation « passable »).

1. Placer le bras fixe du goniomètre perpendiculaire au sol, au niveau du genou.
2. Le bras mobile est appliqué sur la face antérieure de la cuisse.

Voir rotation externe pour la stabilisation.

MUSCLES PRINCIPAUX

Muscle	Origine	Terminaison
Petit fessier *(Gluteus minimus)* Inn : Fessier supérieur (L4, L5, S1)	a. Fosse iliaque externe entre les lignes semi-circulaires anté-rieure et inférieure b. Bord de la grande échancrure sciatique	a. Bord antérieur du grand trochanter b. Expansion à la capsule articulaire
Tenseur du fascia lata *(Tensor fasciae latae)* (Schéma page 52) Inn. : Fessier supérieur (L4, L5, S1)	a. Partie antérieure de la lèvre externe de la crête iliaque b. Face externe de l'épine iliaque antéro-supérieure c. Face profonde du fascia lata	Bandelette ilio-tibiale à l'union du tiers supérieur et du tiers moyen. (Cette bandelette s'insère sur le condyle externe du tibia.)
Muscles accessoires Moyen fessier (faisceaux antérieurs) Demi-tendineux Demi-membraneux		

HANCHE : ROTATION INTERNE

Normal et bon

Assis, jambes pendantes, un coussin sous le genou du côté examiné.

Maintenir la cuisse au-dessus du genou pour éviter une adduction de hanche.

Le sujet se tient à la table pour stabiliser le bassin.

Le sujet exécute une rotation interne de hanche.

La résistance est appliquée au-dessus de la cheville.

Note : il convient d'éviter dans tous ces tests que le sujet ne facilite la rotation interne en soulevant le bassin du côté du membre examiné ou en tentant une extension de genou ou une adduction et une extension de hanche.

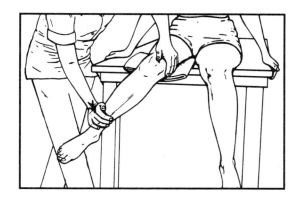

Passable

Assis, jambes pendantes, un coussin sous le genou du côté examiné.

Maintenir la cuisse.

Le sujet exécute une rotation interne de hanche dans toute l'amplitude du mouvement, bassin bien fixé.

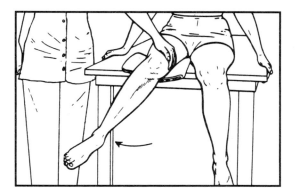

Médiocre

Décubitus dorsal ou station verticale, hanche en rotation externe.

Maintenir le bassin.

Le sujet exécute une rotation interne de hanche dans toute l'amplitude du mouvement.

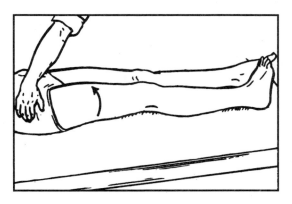

Trace et zéro

Le tenseur du fascia lata est palpable près de son origine au voisinage de l'épine iliaque antéro-supérieure. Les faisceaux du petit fessier sont situés entre le moyen fessier et le tenseur du fascia lata.

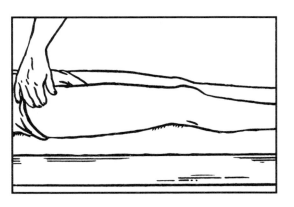

GENOU : FLEXION

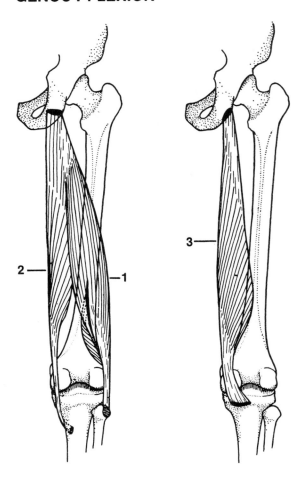

Amplitude du mouvement :

0 à 135-145 degrés.

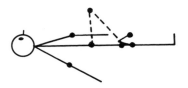

Facteurs limitant le mouvement :

1. Tension du quadriceps.
2. Contact du mollet avec la face postérieure de la cuisse.

Mesure :

Décubitus dorsal, hanche fléchie à 90°, genou en flexion complète.

1. Placer le bras fixe du goniomètre sur la ligne médiane à la face externe de la cuisse.
2. Le bras mobile est appliqué contre la face externe de la jambe.

Eviter toute abduction, adduction ou rotation de hanche.

Vue postérieure
1. Biceps crural
2. Demi-tendineux
3. Demi-membraneux

MUSCLES PRINCIPAUX

MUSCLE	ORIGINE	TERMINAISON
Biceps crural (longue portion) *(Biceps femoris)* Inn. : Sciatique (S1, S2, S3)	a. Face postérieure de la tubérosité ischiatique b. Terminaison du grand ligament sacro-sciatique	a. Versant externe de la tête du péroné b. Tubérosité externe du tibia
Biceps crural (courte portion) *(Biceps femoris)* Inn. : Sciatique (L5, S1, S2)	a. Lèvre externe de la ligne âpre	
Demi-tendineux *(Semitendinosus)* Inn. : Sciatique (L5, S1, S2)	a. Tubérosité ischiatique	a. Face interne de l'extrémité supérieure du tibia
(Suite page 66)		

GENOU : FLEXION

Normal et bon
(biceps crural)

Décubitus ventral, membres inférieurs en extension.
Maintenir le bassin.

Le sujet fléchit le genou. La jambe est maintenue au-dessus de la cheville en rotation externe (selon la ligne d'action du muscle pour opposer une résistance au biceps).

Note : la flexion du genou ne devra pas dépasser 90° en cas de tendance aux crampes.

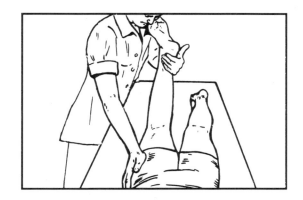

Normal et bon
(demi-tendineux et demi-membraneux)

Décubitus ventral, membres inférieurs en extension.
Maintenir le bassin.

Le sujet fléchit le genou. La jambe est maintenue au-dessus de la cheville en rotation interne pour opposer une résistance au demi-membraneux et au demi-tendineux.

Voir note ci-dessus.

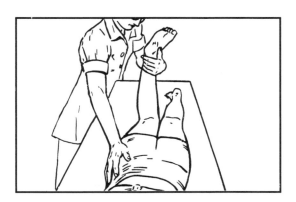

Passable

Décubitus ventral, membres inférieurs en extension.
Maintenir la cuisse latéralement sans exercer de pression sur le groupe musculaire examiné.

Le sujet fléchit le genou jusqu'à 90° (la pesanteur favorise l'amplitude complète du mouvement).

Note : en cas de déficit des jumeaux, la position de départ peut être une flexion de genou à 10°.

La prévalence du biceps crural provoque une rotation externe au cours de la flexion ; celle du demi-tendineux et du demi-membraneux entraîne une rotation interne.

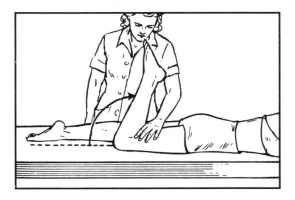

Médiocre

Décubitus latéral, membres inférieurs en extension et membre sus-jacent soutenu.
Maintenir la cuisse.

Le sujet fléchit le genou dans toute l'amplitude du mouvement.

Tout déséquilibre entre ischio-jambiers internes et externes entraîne une rotation de jambe comme indiqué supra.

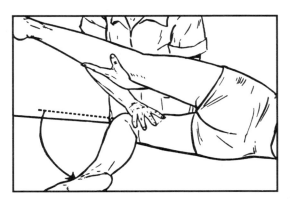

GENOU : FLEXION

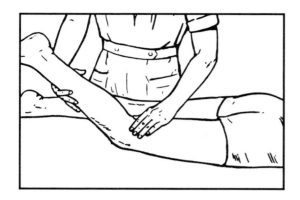

Trace et zéro

Décubitus ventral, genou en flexion partielle et jambe soutenue.

Le sujet tente de fléchir le genou. Les tendons des fléchisseurs de genou peuvent être palpés à la partie supérieure du creux poplité.

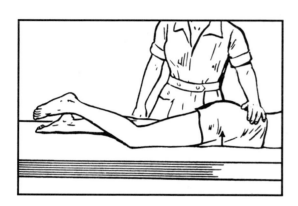

Le sujet peut tenter d'amorcer le mouvement en fléchissant la hanche car le genou est alors partiellement fléchi.

Note : toute compensation par le couturier entraîne une flexion et une rotation externe de jambe. La flexion du genou se trouve alors facilitée, la jambe n'ayant pas à s'élever verticalement contre la pesanteur.

Une compensation par le droit interne entraîne une adduction de hanche.

Il convient également d'éviter une forte flexion plantaire du pied pour prévenir toute compensation par les jumeaux.

MUSCLES PRINCIPAUX *(Suite)*

MUSCLE	ORIGINE	TERMINAISON
Demi-membraneux *(Semimembranosus)* Inn. : Sciatique (L5, S1, S2)	a. Partie externe de la face postérieure de la tubérosité ischiatique	a. Gouttière horizontale de la face postéro-interne de la tubérosité interne du tibia b. Le tendon terminal donne une expansion fibreuse à la face postérieure du condyle externe
Muscles accessoires		
Poplité Droit interne Couturier Jumeaux		

GENOU : EXTENSION

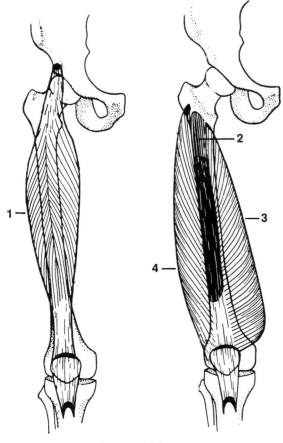

Vue antérieure
Quadriceps
1. Droit antérieur
2. Crural
3. Vaste interne
4. Vaste externe

Amplitude du mouvement :

135-145 à 0 degrés.

Facteurs limitant le mouvement :

1. Tension du ligament poplité oblique et des ligaments croisés et latéraux du genou.
2. Tension des fléchisseurs du genou.

Mesure :

Décubitus dorsal, genou et hanche alignés.
1. Placer le bras fixe du goniomètre sur la ligne médiane à la face externe de la cuisse.
2. Le bras mobile est appliqué contre la face externe de la jambe.

Le galbe du mollet peut, en position zéro soulever le talon du plan d'examem. Tout recurvatum est à consigner.

MUSCLES PRINCIPAUX

MUSCLE	ORIGINE	TERMINAISON
Quadriceps *(Quadriceps femoris)* Inn. : Crural (L2, L3, L4)		
Droit antérieur *(Rectus femoris)*	a. Tendon direct : épine iliaque antéro-inférieure b. Tendon réfléchi : gouttière sus-cotyloïdienne	a. Base de la rotule b. Tendon du quadriceps vers la tubérosité tibiale antérieure (TTA)
Crural *(Vastus intermedius)*	a. Deux tiers supérieurs des faces antérieure et externe du fémur	a. Constitue la partie profonde du tendon du quadriceps qui s'insère à la base de la rotule b. Tendon du quadriceps vers la tubérosité tibiale antérieure (TTA)
(Suite page 70)		

GENOU : EXTENSION

Normal et bon

Assis, jambes pendantes, le sujet se tenant à la table pour stabiliser le tronc.

Laisser le sujet se pencher en arrière jusqu'à ce que la tension des ischio-jambiers se relâche car toute douleur ou gêne à ce niveau viendra perturber l'extension du genou.

Stabiliser la cuisse sans exercer de pression sur le quadriceps.

Le sujet étend le genou dans toute l'amplitude du mouvement sans aller jusqu'au verrouillage.

La résistance est appliquée au-dessus de la cheville (un coussin peut être placé sous le genou).

Note : il peut être dangereux pour l'articulation d'exercer une résistance sur un genou verrouillé. D'autre part, le verrouillage suppose la mise en action simultanée d'autres muscles périarticulaires et la contraction des extenseurs risque alors de ne pas correspondre à la réalité.

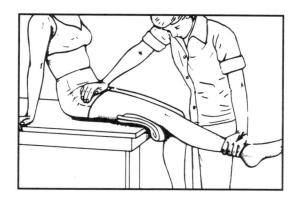

Passable

Assis, jambes pendantes.

Stabiliser la cuisse.

Le sujet étend le genou dans toute l'amplitude du mouvement en évitant toute rotation interne ou externe de hanche (les rotations favorisant l'extension en fonction de leur importance, ce qui n'est pas le cas lorsque l'extension est réalisée verticalement contre pesanteur).

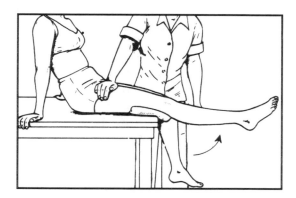

Médiocre

Décubitus latéral, membre sus-jacent soutenu. Le membre examiné en flexion de genou.

Stabiliser la cuisse au-dessus du genou (éviter toute pression sur le quadriceps).

Le sujet étend son genou dans toute l'amplitude du mouvement.

Note : éviter toute flexion de hanche car l'extension de la hanche pourrait ensuite entraîner une extension passive du genou.

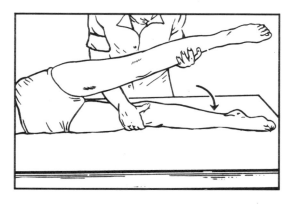

Trace et zéro

Décubitus dorsal, genou soutenu en flexion.

Le sujet tente de réaliser une extension de genou.

La contraction du quadriceps est mise en évidence par la palpation du tendon rotulien situé entre la rotule et la tubérosité tibiale antérieure, des faisceaux musculaires à la face antérieure de la cuisse et du tendon du droit antérieur près de son origine entre le couturier et le tenseur du fascia lata.

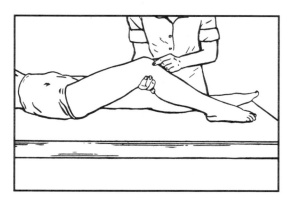

MUSCLE	ORIGINE	TERMINAISON
Vaste interne *(Vastus medialis)*	a. Moitié inférieure de la ligne inter-trochantérienne b. Lèvre interne de la ligne âpre	a. Bord interne de la rotule et du tendon du quadriceps b. Tendon du quadriceps vers la tubérosité tibiale antérieure (TTA)
Vaste externe *(Vastus lateralis)*	a. Bords antérieur et inférieur du grand trochanter. Moitié supérieure de la lèvre externe de la ligne âpre b. Lèvre externe de la crête fessière	a. Bord externe de la rotule constituant en partie le tendon du quadriceps b. Tendon du quadriceps vers la tubérosité tibiale antérieure (TTA)

CHEVILLE : FLEXION PLANTAIRE

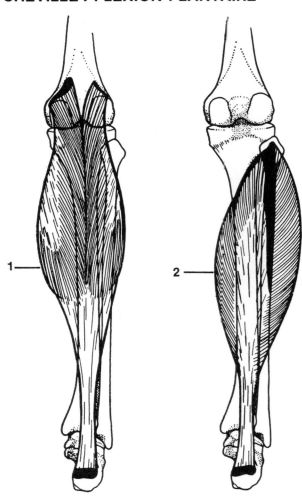

Vue postérieure

Amplitude du mouvement :

0 à 45-55 degrés.

Facteurs limitant le mouvement :

1. Tension du ligament péronéo-astragalien antérieur et des fibres antérieures du ligament deltoïdien.
2. Tension des fléchisseurs dorsaux de la cheville.
3. Contact de la partie postérieure de l'astragale et du tibia.

Mesure :

Décubitus dorsal, hanche et genou en extension.
1. Placer le bras fixe du goniomètre sur la ligne médiane à la face externe de la jambe.
2. Le bras mobile est appliqué parallèlement au 5e métatarsien au-dessus de la malléole externe.

Eviter toute éversion ou inversion du pied.

1. Jumeaux
2. Soléaire

MUSCLES PRINCIPAUX

Muscle	Origine	Terminaison
Jumeaux *(Gastrocnemius)* Inn. : Branche du sciatique poplité interne (S1, S2)	a. Jumeau interne : tubercule sus-condylien interne, coque condylienne interne b. Jumeau externe : tubercule sus-condylien externe, coque condylienne externe	a. Tendon d'Achille qui s'insère à la partie moyenne de la face postérieure du calcanéum
Soléaire *(Soleus)* Inn. : Branche du sciatique poplité interne (S1, S2)	a. Face postérieure de la tête du péroné b. Tiers supérieur de la face postérieure du péroné c. Crête du soléaire et tiers moyen du bord interne du tibia	a. Tendon d'Achille
Muscles accessoires		
Jambier postérieur Long péronier latéral	Court péronier latéral Long fléchisseur propre du gros orteil	Long fléchisseur commun des orteils Plantaire grêle

CHEVILLE : FLEXION PLANTAIRE

Normal et bon
(jumeaux et soléaire)

Debout, en appui sur le membre examiné, genou en extension. Pour une cotation « normal », le sujet se soulève sur la pointe du pied en flexion plantaire complète. Ce mouvement doit être répété quatre ou cinq fois sans fatigue apparente.

Le jambier postérieur et les péroniers latéraux doivent être « normal » ou « bon » pour stabiliser l'avant-pied et exercer une contre-pression au niveau du sol.

Une cotation « bon » est attribuée lorsque le sujet est capable de réaliser le mouvement deux ou trois fois dans toute son amplitude et qu'il manifeste ensuite des difficultés.

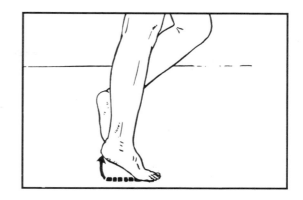

Passable

Debout, en appui sur le membre examiné, genou en extension.
Le sujet réalise une flexion plantaire suffisante pour décoller le talon du sol (non illustré).

Médiocre

Décubitus latéral, le membre examiné reposant sur sa face externe, genou en extension et cheville en position intermédiaire.
Stabiliser la jambe.
Le sujet exécute une flexion plantaire dans toute l'amplitude du mouvement.

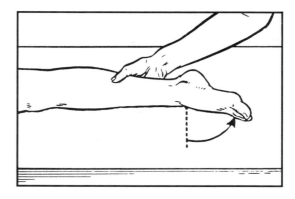

Trace et zéro

La contraction des jumeaux et du soléaire peut être perçue par la palpation du tendon d'Achille au-dessus du calcanéum et des faisceaux musculaires à la face postérieure de jambe (non illustré).

Normal et bon
(soléaire)

Debout, en appui sur le membre examiné, genou en légère flexion. Pour une cotation « normal », le sujet décolle le talon du sol dans toute l'amplitude de la flexion plantaire en maintenant le genou en flexion. Le sujet doit pouvoir répéter ce mouvement quatre ou cinq fois sans fatigue apparente.

Pour une cotation « bon », le sujet peut réaliser le mouvement dans toute l'amplitude deux ou trois fois avant d'avoir des difficultés.

Note : la flexion du genou permet de détendre les jumeaux dont l'origine se situe au-dessus du genou.

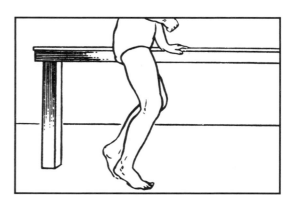

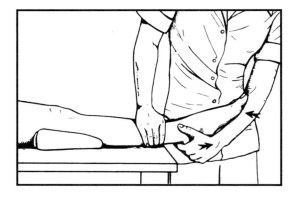

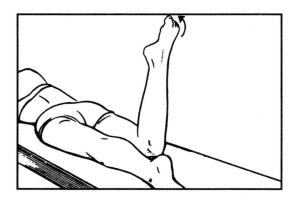

Tests en décharge

Décubitus dorsal, un coussin sous le genou pour éviter la mise en recurvatum.

Stabiliser la jambe au-dessus de la cheville.

Le sujet réalise une flexion plantaire de la cheville.

La résistance est fournie par maintien du calcanéum et opposition à l'action des fléchisseurs plantaires.

L'examinateur peut réaliser une contre-pression à la plante du pied à l'aide de son avant-bras si les stabilisateurs accessoires de l'avant-pied sont actifs.

Les cotations « normal », « bon » et « passable » sont attribuées en fonction de la résistance nécessaire mais ces cotations n'ont pas la précision des tests réalisés en station verticale.

En cas de compensation par le fléchisseur commun des orteils et le long fléchisseur propre du gros orteil, on observe une forte flexion des orteils associée à une flexion plantaire de l'avant-pied tandis que le mouvement du calcanéum est incomplet.

La compensation par les long et court péroniers latéraux entraîne une pronation et une abduction du pied (éversion), celle réalisée par le jambier postérieur, une supination et une adduction (inversion). La compensation par ces trois muscles entraîne une flexion plantaire de l'avant-pied mais avec une mobilisation incomplète du calcanéum.

CHEVILLE : DORSI-FLEXION
AVEC SUPINATION ET ADDUCTION
DU PIED (INVERSION)

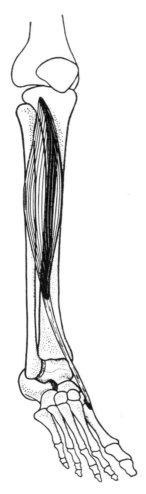

Vue antéro-externe
Jambier antérieur

Amplitude du mouvement :

0 à 15-25 degrés.

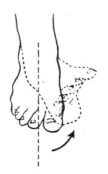

Facteurs limitant le mouvement :

1. Tension des ligaments externes du tarse.
2. Tension des long et court péroniers latéraux.
3. Contact interne des os du tarse.

Mesure de la dorsi-flexion directe :

Décubitus dorsal, genou en flexion partielle et soutenu par un oreiller pour limiter la tension des jumeaux.
1. Placer le bras fixe du goniomètre sur la ligne médiane à la face externe de la jambe.
2. Le bras mobile est appliqué parallèlement au 5e métatarsien, l'axe étant situé au-dessus de la malléole externe.

Eviter toute inversion ou éversion du pied.

MUSCLE PRINCIPAL

Muscle	Origine	Terminaison
Jambier antérieur *(Tibialis anterior)* Inn. : Sciatique poplité externe et nerf tibial antérieur (L4, L5, S1)	a. Tubérosité externe et deux tiers supérieurs de la face antéro-externe du tibia b. Ligament interosseux	a. Face inféro-interne du premier cunéïforme b. Base du premier métatarsien

CHEVILLE : DORSI-FLEXION AVEC SUPINATION ET ADDUCTION DU PIED (INVERSION)

Normal et bon

Assis, jambes pendantes.

Stabiliser la jambe au-dessus de la cheville.

Le sujet exécute une flexion dorsale de la cheville et met son pied en inversion en gardant les orteils relâchés.

La résistance est appliquée au bord interne du dos du pied.

Note : le relâchement des orteils est destiné à éviter une compensation par les extenseurs des orteils et l'extenseur du gros orteil.

Si la position assise est contre-indiquée, les tests peuvent être effectués en décubitus dorsal. Pour une cotation « passable », il suffit d'appliquer une légère résistance.

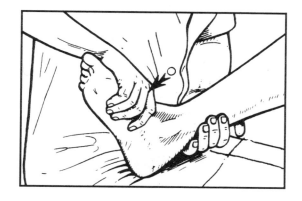

Passable et médiocre

Assis, jambes pendantes.

Stabiliser la jambe au-dessus de la cheville.

Le sujet réalise une flexion dorsale de la cheville avec inversion du pied dans toute l'amplitude du mouvement pour obtenir une cotation « passable » et dans une amplitude partielle pour une cotation « médiocre ».

Note : Le décubitus dorsal est utilisable, et le mouvement dans toute l'amplitude correspond alors à une cotation « médiocre ».

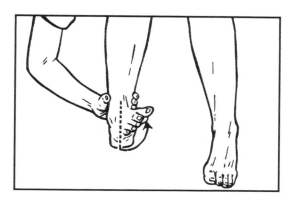

Trace et zéro

Le tendon du jambier antérieur peut être palpé en avant et en dedans de la cheville, les faisceaux musculaires l'étant à la face antéro-externe de la jambe (non illustré).

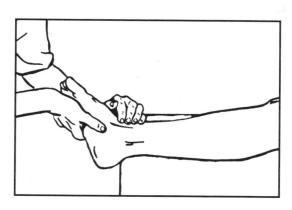

PIED : SUPINATION ET ADDUCTION (INVERSION)

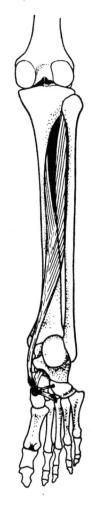

Vue postérieure : jambe
Vue plantaire : pied
Jambier postérieur

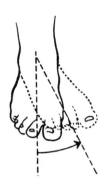

Amplitude du mouvement :

0 à 30-40 degrés.

Facteurs limitant le mouvement :

1. Tension des ligaments externes du tarse.
2. Tension des péroniers.
3. Contact interne des os du tarse.

Mesure :

Assis, jambes pendantes, genoux fléchis. Pied en inversion.

1. Placer le bras fixe du goniomètre à la face antérieure de la jambe sur la ligne médiane.
2. Le bras mobile est appliqué sur le dos du pied, parallèlement au bord externe du second métatarsien.

Le goniomètre doit être maintenu en avant de la cheville pour éviter qu'il épouse les contours de l'articulation.

MUSCLE PRINCIPAL

Muscle	Origine	Terminaison
Jambier postérieur *(Tibialis posterior)* Inn. : N. tibial postérieur (L5, S1)	a. Deux tiers supérieurs de la face interne du péroné b. Partie externe de la face postérieure du tibia entre le début de la ligne oblique en haut et l'union du tiers moyen et du tiers inférieur de la diaphyse en bas. c. Membrane interosseuse	a. Tubercule du scaphoïde b. Expansions tendineuses sur la petite apophyse du calcànéum, les 3 cunéïformes, le cuboïde et les bases des 2e, 3e et 4e métatarsiens.
Muscles accessoires		
Long fléchisseur commun des orteils Long fléchisseur propre du gros orteil Jumeau interne		

PIED : SUPINATION ET ADDUCTION (INVERSION)

Normal et bon

Décubitus latéral, cheville en légère flexion plantaire.

Stabiliser la jambe. Eviter d'exercer une pression sur le jambier postérieur.

Le sujet porte son pied en inversion dans toute l'amplitude du mouvement.

La résistance est appliquée sur le bord interne de l'avant-pied.

Les fléchisseurs des orteils doivent être relâchés pour éviter toute compensation par le fléchisseur commun des orteils et le fléchisseur propre du I.

Note : l'inversion associe supination, adduction et flexion plantaire.

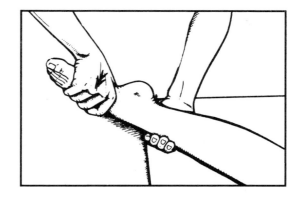

Passable

Décubitus latéral, cheville en légère flexion plantaire.

Stabiliser la jambe. Eviter d'exercer une pression sur le jambier postérieur.

Le sujet porte son pied en inversion dans toute l'amplitude du mouvement.

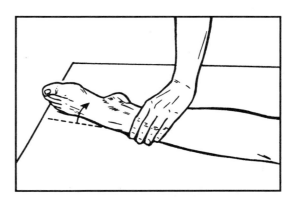

Médiocre

Décubitus dorsal, cheville en légère flexion plantaire.
Stabiliser la jambe.
Le sujet porte son pied en inversion dans toute l'amplitude.

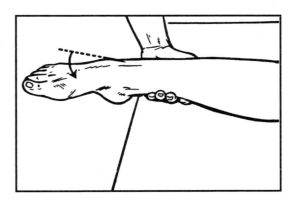

Trace et zéro

Le tendon du jambier postérieur peut être palpé entre la malléole interne et le scaphoïde, ainsi qu'au-dessus de la malléole interne.

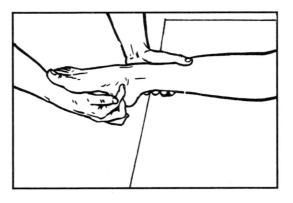

PIED : PRONATION ET ABDUCTION (EVERSION)

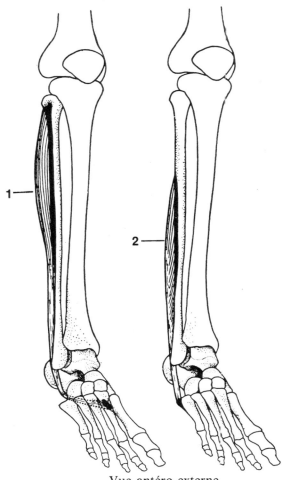

Vue antéro-externe
1. Long péronier latéral
2. Court péronier latéral

Amplitude du mouvement :

0 à 15-25 degrés.

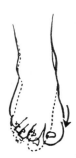

Facteurs limitant le mouvement :

1. Tension des ligaments internes du tarse.
2. Tension du jambier antérieur et du jambier postérieur.
3. Contact externe des os du tarse.

Mesure :

Assis, jambes pendantes. Pied en éversion.
1. Placer le bras fixe du goniomètre à la face antérieure de la jambe sur la ligne médiane.
2. Le bras mobile est appliqué sur le dos du pied, parallèlement au bord externe du 2e métatarsien.

Le goniomètre doit être maintenu en avant de la cheville pour éviter qu'il épouse les contours de l'articulation.

MUSCLES PRINCIPAUX

Muscle	Origine	Terminaison
Long péronier latéral *(Peroneus longus)* Inn. : Musculo-cutané (L4, L5, S1).	a. Tête et deux tiers supérieurs de la face externe du péroné b. Quelques fibres émanent de la tubérosité externe du tibia	a. Le tendon glisse dans une gouttière derrière la malléole externe puis se dirige obliquement pour croiser la face externe du calcanéum, il se réfléchit sur le tubercule du cuboïde où il glisse dans la gouttière du cuboïde et croise la face inférieure de l'articulation de Lisfranc des 3e et 2e interlignes cunéo-métatarsiens
Court péronier latéral *(Peroneus brevis)* Inn. : Branche du musculo-cutané (L4, L5, S1)	a. Deux tiers inférieurs de la face externe de la diaphyse péronière	a. Le tendon passe en arrière de la malléole externe pour s'insérer sur l'apophyse styloïde du 5e métatarsien à sa face externe
Muscles accessoires		
Extenseur commun des orteils		Péronier antérieur

PIED : PRONATION ET ABDUCTION (EVERSION)

Normal et bon

Décubitus latéral, cheville en position intermédiaire.
Stabiliser la jambe.

Le sujet porte son pied en éversion et abaisse la tête du 1er métatarsien.

Le court péronier latéral est évalué en appliquant la résistance sur le bord externe du pied.

Quant au long péronier latéral, la résistance est appliquée à la face plantaire de la tête du 1er métatarsien.

Les deux muscles peuvent être testés simultanément grâce au mouvement de dérotation illustré ci-contre.

Note : l'éversion associe pronation, abduction et flexion dorsale.

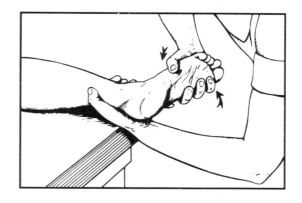

Passable

Décubitus latéral, cheville en position intermédiaire.
Stabiliser la jambe.

Le sujet porte son pied en éversion dans toute l'amplitude du mouvement et abaisse la tête du 1er métatarsien.

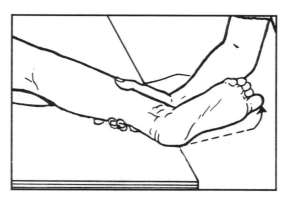

Médiocre

Décubitus dorsal, cheville en position intermédiaire.
Stabiliser la jambe.

Le sujet porte son pied en éversion dans toute l'amplitude du mouvement et abaisse la tête du 1er métatarsien.

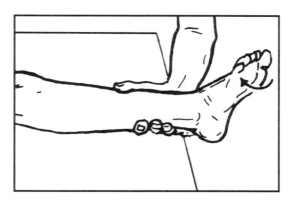

Trace et zéro

Le tendon du court péronier latéral peut être palpé au niveau de la base du 5e métatarsien sur le bord externe du pied et le corps charnu du muscle à la partie inférieure de la face externe de la jambe sur le péroné.

Une contraction du long péronier latéral peut être décelée par la palpation à la partie supérieure de la face externe de la jambe, au-dessous de la tête du péroné (non illustré).

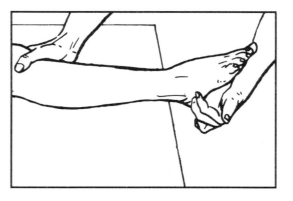

ORTEILS : FLEXION DES ARTICULATIONS METATARSOPHALANGIENNES

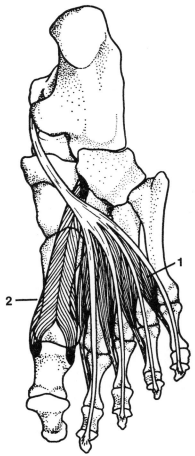

Vue plantaire
1. Lombricaux
2. Court fléchisseur du gros orteil

Amplitude du mouvement :

0 à 35-45 degrés.

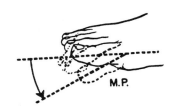

Facteurs limitant le mouvement :

1. Tension des tendons des muscles extenseurs des orteils.
2. Contact des parties molles.

Mesure :

Décubitus dorsal, cheville en dorsi-flexion pour réduire la tension de l'extenseur commun des orteils. Les articulations métatarsophalangiennes du gros orteil et des quatres derniers orteils sont fléchies.
1. Placer le bras fixe du goniomètre à la face dorsale du métatarsien de chaque articulation à tester.
2. Le bras mobile est appliqué à la face dorsale de la 1re phalange.
Utiliser un petit goniomètre.

FLEXION DES METATARSOPHALANGIENNES DES QUATRE DERNIERS ORTEILS
MUSCLES PRINCIPAUX

MUSCLE	ORIGINE	TERMINAISON
Lombricaux *(Lombricales)* 1er lombrical Inn. : N. plantaire interne (L4, L5) 2e, 3e, 4e lombricaux Inn. : N. plantaire externe (S1, S2)	a. Implantation directe sur les bords des tendons voisins du fléchisseur commun des orteils	a. Tendons membraniformes qui contournent la face interne de l'articulation métatarsophalangienne correspondante pour se fixer par deux languettes sur la face interne de la base de la 1re phalange d'une part et sur le tendon terminal de l'extenseur de l'orteil correspondant d'autre part.
Muscles accessoires Interosseux dorsaux et plantaires Court fléchisseur du petit orteil Long fléchisseur commun des orteils Court fléchisseur plantaire		

(suite page 83)

ORTEILS : FLEXION DES ARTICULATIONS METATARSOPHALANGIENNES

Flexion des métatarsophalangiennes des quatre derniers orteils (lombricaux)

Décubitus dorsal, cheville en position intermédiaire.

Stabiliser les métatarsiens.

Le sujet fléchit les quatre derniers orteils au niveau des métatarsophalangiennes tout en maintenant les articulations interphalangiennes en extension.

La résistance est appliquée à la face plantaire des premières phalanges pour les cotations « normal » et « bon ».

L'extension des articulations interphalangiennes proximales et distales doit être réalisée simultanément, tout en maintenant les métatarsophalangiennes en flexion. En effet, l'extension des interphalangiennes fait partie de l'action principale des lombricaux comme à la main.

La résistance peut être également appliquée à chaque orteil séparément dans la mesure où la force des lombricaux est inégale et leur innervation d'origine différente.

L'amplitude du mouvement doit être complète pour une cotation « passable » et partielle pour une cotation « médiocre ».

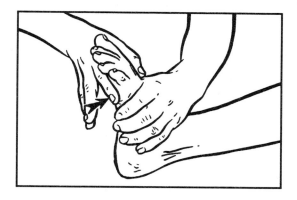

Flexion de la métatarsophalangienne du gros orteil (court fléchisseur du gros orteil)

Décubitus dorsal, cheville en position intermédiaire.

Stabiliser le premier métatarsien.

Le sujet fléchit le gros orteil. Pour les cotations « normal » et « bon », la résistance est appliquée sous la première phalange.

Note : il peut être difficile d'évaluer les cotations inférieures à « normal » et « bon » dans la mesure où l'amplitude articulaire est souvent limitée et il n'est pas possible de palper le muscle et le tendon.

Si l'amplitude est normale, une cotation « passable » peut être attribuée pour un mouvement complet et « médiocre » pour un mouvement partiel.

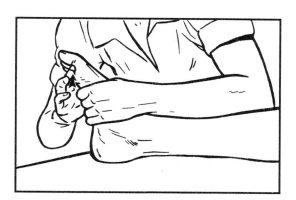

FLEXION DE LA METATARSOPHALANGIENNE DU GROS ORTEIL

MUSCLES PRINCIPAUX *(Suite)*

Muscle	Origine	Terminaison
Court fléchisseur du gros orteil *(Flexor digitorum brevis)* Inn. : Branche du plantaire interne (L4, L5, S1)	a. Partie interne de la face inférieure du cuboïde b. Partie contiguë du 3e cunéiforme	a. Par deux tendons sur les faces interne et externe de la base de la première phalange du gros orteil (chaque tendon contient un sésamoïde)
Muscle accessoire Long fléchisseur propre du gros orteil		

ORTEILS : FLEXION DES ARTICULATIONS INTERPHALANGIENNES

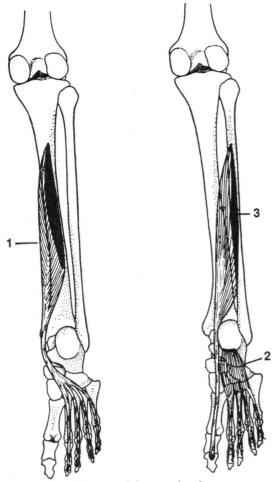

Vue postérieure : jambe
Vue plantaire : pied

Amplitude du mouvement :

0 à 50-80 degrés.

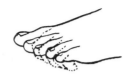

Facteurs limitant le mouvement :

1. Tension des tendons extenseurs des orteils (ligaments dorsaux).
2. Contact des parties molles des phalanges.

Mesure :

Décubitus dorsal, cheville en dorsi-flexion pour réduire la tension de l'extenseur commun des orteils. Les articulations interphalangiennes des quatre derniers orteils en flexion.

Le goniomètre est placé sur le dos des trois phalanges.

L'articulation interphalangienne du I est testée de la même façon que celle du V.

Utiliser un petit goniomètre.

1. Fléchisseur commun des orteils.
2. Court fléchisseur plantaire.
3. Fléchisseur propre du gros orteil.

FLEXION DES ARTICULATIONS INTERPHALANGIENNES PROXIMALES DES QUATRE DERNIERS ORTEILS

MUSCLE PRINCIPAL

MUSCLE	ORIGINE	TERMINAISON
Court fléchisseur plantaire *(Flexor digitorum brevis)* Inn. : Branche du plantaire interne (L4, L5)	a. Tubérosité interne du calcanéum	a. Par deux languettes se divisant en 4 tendons sur la face externe de la deuxième phalange des 4 derniers orteils

FLEXION DES ARTICULATIONS INTERPHALANGIENNES DISTALES DES QUATRE DERNIERS ORTEILS

MUSCLE PRINCIPAL

MUSCLE	ORIGINE	TERMINAISON
Fléchisseur commun des orteils *(Flexor digitorum longus)* Inn. : N. tibial postérieur (L5, S1)	a. Face postérieure du tibia sous la ligne oblique jusqu'à 7 ou 8 cm de son extrémité	a. Base de la dernière phalange des 4 derniers orteils
(suite page 85)		

ORTEILS : FLEXION DES ARTICULATIONS INTERPHALANGIENNES

Flexion des interphalangiennes proximales des quatre derniers orteils
(court fléchisseur plantaire)

Décubitus dorsal, cheville en position intermédiaire.
Maintenir les premières phalanges des quatre derniers orteils.
Le sujet fléchit les orteils.

Pour une cotation « normal » et « bon », la résistance est appliquée sous les deuxièmes phalanges des quatre derniers orteils.

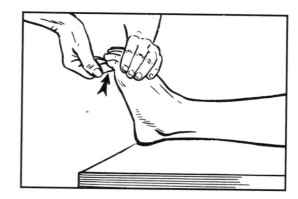

Flexion des interphalangiennes distales des quatre derniers orteils
(fléchisseur commun des orteils)

Décubitus dorsal, cheville en position intermédiaire. Maintenir les deuxièmes phalanges des quatre derniers orteils.
Le sujet fléchit les orteils.

Pour une cotation « normal » et « bon », la résistance est appliquée sous les troisièmes phalanges des quatre derniers orteils.

Une cotation « passable » peut être attribuée pour un mouvement réalisé dans toute l'amplitude et « médiocre » pour une amplitude partielle, dans tous les tests de flexion des orteils.

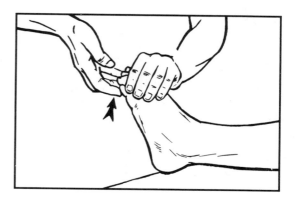

Flexion de l'interphalangienne du gros orteil
(fléchisseur propre du gros orteil)

Décubitus dorsal, cheville en position intermédiaire.
Maintenir la première phalange du gros orteil.
Le sujet fléchit le gros orteil.

Pour une cotation « normal » et « bon » la résistance est appliquée sous la deuxième phalange.

Pour une cotation « trace » et « zéro », le tendon du fléchisseur propre du gros orteil peut être recherché à la face plantaire de la première phalange.

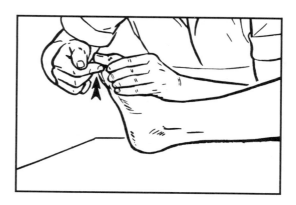

FLEXION DE L'INTERPHALANGIENNE DU GROS ORTEIL

MUSCLE PRINCIPAL

MUSCLE	ORIGINE	TERMINAISON
Fléchisseur propre du gros orteil *(Flexor hallucis longus)* Inn. : N. tibial postérieur (L5, S1, S2)	a. Deux tiers inférieurs de la face postérieure du péroné b. Partie inférieure de la membrane interosseuse	a. Base de la dernière phalange du gros orteil

ORTEILS : EXTENSION DES ARTICULATIONS METATARSOPHALANGIENNES DES ORTEILS ET DE L'INTERPHALANGIENNE DU GROS ORTEIL

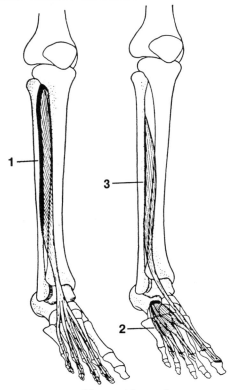

Vue antéro-externe

Amplitude du mouvement :

0 à 75-85 degrés.

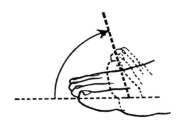

Facteurs limitant le mouvement :

Tension des ligaments plantaires et latéraux des articulations des orteils.

Mesure :

Décubitus dorsal, cheville en flexion plantaire pour réduire la tension des fléchisseurs longs des orteils. Les métatarsophalangiennes des cinq orteils sont en extension.

1. Placer le bras fixe du goniomètre sur la plante du pied le long de chaque métatarsien.
2. Le bras mobile est appliqué à la face plantaire de la 1re phalange.

1. Extenseur commun des orteils
2. Pédieux
3. Extenseur propre du gros orteil

EXTENSION DES ARTICULATIONS METATARSOPHALANGIENNES DES QUATRE DERNIERS ORTEILS ET DE L'INTERPHALANGIENNE DU GROS ORTEIL

MUSCLES PRINCIPAUX

MUSCLE	ORIGINE	TERMINAISON
Extenseur commun des orteils *(Extensor digitorum longus)* Inn. : N. tibial antérieur (L4, L5, S1)	a. Tubérosité externe du tibia b. Trois quarts supérieurs de la face interne du péroné	a. Chaque tendon se divise en 3 languettes se fixant à la face dorsale de la base de la 2e phalange pour la languette médiane et à la face dorsale de la base de la 3e phalange (où elles fusionnent entre elles) pour les languettes latérales
Pédieux *(Extensor digitorum brevis)* Inn. : N. tibial antérieur (L5, S1)	a. Faces supérieure et externe du calcanéum en avant du court péronier latéral	a. Par un tendon destiné au gros orteil qui se fixe à la face dorsale de la base de la première phalange. b. Par trois tendons destinés aux 2e, 3e et 4e orteils qui fusionnent avec le tendon correspondant de l'extenseur commun des orteils
(suite page 88)		

ORTEILS : EXTENSION DES ARTICULATIONS METATARSOPHALANGIENNES DES ORTEILS ET DE L'INTERPHALANGIENNE DU GROS ORTEIL

Extension des métatarsophalangiennes des quatre derniers orteils
(extenseur commun des orteils et pédieux)

Décubitus dorsal, cheville en position intermédiaire.

Stabiliser les métatarsiens.

Le sujet étend les quatre derniers orteils.

La résistance est appliquée sur les premières phalanges des orteils pour une cotation « normal » et « bon ».

Une cotation « passable » est attribuée pour un mouvement dans toute l'amplitude et une cotation « médiocre » pour une amplitude partielle.

Pour établir une cotation « trace » et « zéro », les tendons de l'extenseur commun sont à rechercher par la palpation à la face dorsale des métatarsiens alors que les faisceaux charnus du pédieux le sont au bord externe du dos du pied, en avant de la malléole.

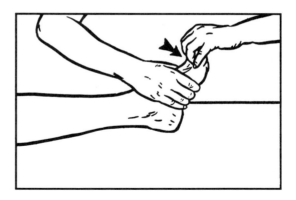

Extension de la métatarsophalangienne du gros orteil
(chef interne du pédieux)

Décubitus dorsal, cheville en position intermédiaire.

Maintenir le premier métatarsien.

Le sujet étend la métatarsophalangienne du gros orteil.

Pour une cotation « normal » et « bon », la résistance est appliquée sur la première phalange.

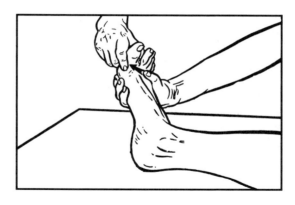

Extension de l'interphalangienne du gros orteil
(extenseur propre du gros orteil)

Décubitus dorsal, cheville en position intermédiaire.

Maintenir la première phalange du gros orteil.

Le sujet étend la phalange distale du gros orteil.

Pour une cotation « normal » et « bon », la résistance est appliquée sur la face dorsale.

Pour une cotation « trace » et « zéro », le tendon de l'extenseur propre du gros orteil peut être palpé à la face dorsale de la métatarsophalangienne et sur une diagonale allant de la face dorsale de la première métatarsophalangienne au milieu de la face antérieure de la cheville.

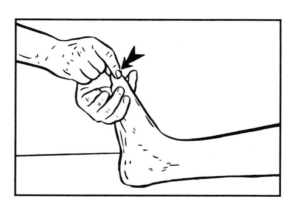

EXTENSION DE L'INTERPHALANGIENNE DU GROS ORTEIL

MUSCLES PRINCIPAUX *(Suite)*

MUSCLE	ORIGINE	TERMINAISON
Extenseur propre du gros orteil *(Extensor hallucis longus)* Inn. : N. tibial antérieur (L4, L5, S1)	a. Tiers moyen de la face interne du péroné	a. Base de la dernière phalange du gros orteil

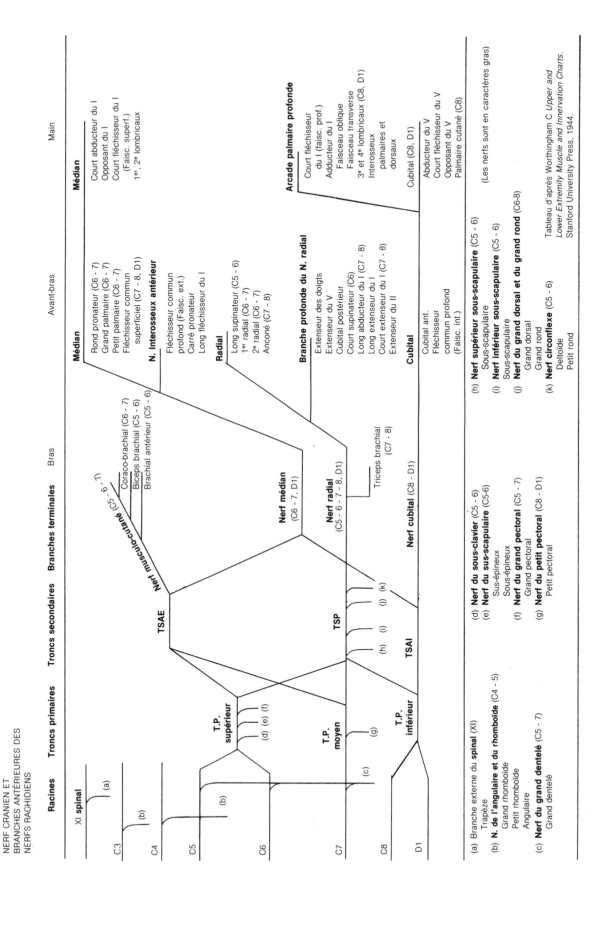

INNERVATION DES MUSCLES DU MEMBRE SUPÉRIEUR
(Branche externe du spinal (XI), plexus cervical superficiel et plexus brachial)

NERF CRANIEN ET
BRANCHES ANTÉRIEURES DES
NERFS RACHIDIENS

Racines	Troncs primaires	Troncs secondaires	Branches terminales	Bras	Avant-bras	Main

Main

Médian
Court abducteur du I
Opposant du I
Court fléchisseur du I
1er, 2e lombricaux

Arcade palmaire profonde
Court fléchisseur
du I (faisc. prof.)
Adducteur du I
Faisceau oblique
Faisceau transverse
3e et 4e lombricaux (C8, D1)
Interosseux
palmaires et
dorsaux

Cubital (C8, D1)
Abducteur du V
Court fléchisseur du V
Opposant du V
Palmaire cutané (C8)

Avant-bras

Médian
Rond pronateur (C6 - 7)
Grand palmaire (C6 - 7)
Petit palmaire (C6 - 7)
Fléchisseur commun
superficiel (C7 - 8, D1)

N. Interosseux antérieur
Fléchisseur commun
profond (Faisc. ext.)
Carré pronateur
Long fléchisseur du I

Radial
Long supinateur (C5 - 6)
1er radial (C6 - 7)
2e radial (C6 - 7)
Anconé (C7 - 8)

Branche profonde du N. radial
Extenseur des doigts
Extenseur du V
Cubital postérieur
Court supinateur (C6)
Long abducteur du I (C7 - 8)
Long extenseur du I
Court extenseur du I (C7 - 8)
Extenseur du II

Cubital
Cubital ant.
Fléchisseur
commun profond
(Faisc. int.)

Bras

Coraco-brachial (C6 - 7)
Biceps brachial (C5 - 6)
Brachial antérieur (C5 - 6)

Nerf musculo-cutané (C5 - 6 - 7)

Nerf médian
(C6 - 7, D1)

Nerf radial
(C5 - 6 - 7 - 8, D1)

Triceps brachial
(C7 - 8)

Nerf cubital (C8 - D1)

Branches terminales

TSAE

TSP

TSAI

(h) (i) (j) (k)

(g)

(c)

Troncs secondaires

T.P. supérieur
(d) (e) (f)

T.P. moyen

T.P. inférieur

Racines

XI spinal
(a)

C.3

C4
(b)

C5
(b)

C6

C7

C8

D1

(a) Branche externe du **spinal** (XI)
Trapèze
(b) **N. de l'angulaire et du rhomboïde** (C4 - 5)
Grand rhomboïde
Petit rhomboïde
Angulaire
(c) **Nerf du grand dentelé** (C5 - 7)
Grand dentelé

(d) **Nerf du sous-clavier** (C5 - 6)
(e) **Nerf du sus-scapulaire** (C5-6)
Sus-épineux
Sous-épineux
(f) **Nerf du grand pectoral** (C5 - 7)
Grand pectoral
(g) **Nerf du petit pectoral** (C8 - D1)
Petit pectoral

(h) **Nerf supérieur sous-scapulaire** (C5 - 6)
Sous-scapulaire
(i) **Nerf inférieur sous-scapulaire** (C5 - 6)
Sous-scapulaire
(j) **Nerf du grand dorsal et du grand rond** (C6-8)
Grand dorsal
Grand rond
(k) **Nerf circonflexe** (C5 - 6)
Deltoïde
Petit rond

(Les nerfs sont en caractères gras)

Tableau d'après Worthingham C *Upper and
Lower Extremity Muscle and Innervation Charts*.
Stanford University Press, 1944.

OMOPLATE : ABDUCTION ET ROTATION VERS LE HAUT

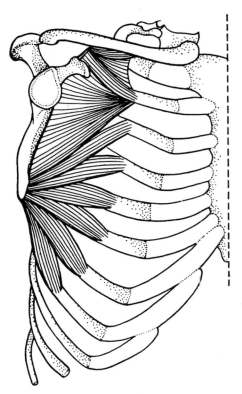

Vue antéro-externe
Grand dentelé

Amplitude du mouvement* :

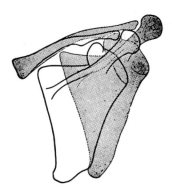

Facteurs limitant le mouvement :

1. Tension du ligament trapézoïde qui limite l'inclinaison vers l'avant de l'omoplate sur la clavicule.
2. Tension du trapèze et des rhomboïdes.

Fixation du mouvement :

1. Tension du grand oblique de l'abdomen homolatéral pour une forte abduction de l'omoplate.
2. Poids du thorax.

* Schéma correspondant aux clichés réalisés sur un sujet normal en début et en fin de mouvement. La modification du contour de l'omoplate résulte de son changement de plan au décours du mouvement.

MUSCLE PRINCIPAL

Muscle	Origine	Terminaison
Grand dentelé *(Serratus anterior)* Inn. : N. du grand dentelé (C5, C6, C7)	a. Par des digitations sur la face externe et le bord supérieur des 8 ou 9 premières côtes b. Aponévroses des muscles intercostaux	a. Face antérieure de l'angle de l'omoplate b. Face antérieure du bord spinal de l'omoplate c. Les 5 ou 6 dernières digitations convergent pour s'insérer à la face antérieure de l'angle inférieur de l'omoplate

OMOPLATE : ABDUCTION ET ROTATION VERS LE HAUT

Normal et bon

Décubitus dorsal, épaule en flexion antérieure à 90° et en légère abduction, coude en extension.

Le sujet projette le bras vers le haut par abduction de l'omoplate.

La résistance exerce une pression dirigée en bas et en dedans vers le plan d'examen à partir du poignet et du coude maintenus par l'examinateur.

Il convient d'observer un éventuel « décollement » de l'omoplate, (le bord spinal de l'omoplate s'écarte du thorax en raison d'une compensation par les muscles antérieurs de l'épaule).

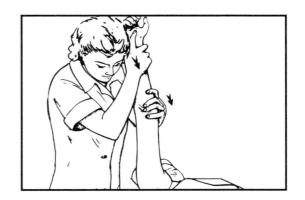

Passable

Décubitus dorsal, épaule en flexion à 90°, omoplate au contact de la table.

Stabiliser le thorax.

Le sujet projette le bras vers le haut. L'omoplate doit se placer en abduction complète sans décollement.

En cas de déficit des extenseurs du coude, celui-ci peut être fléchi ou l'avant-bras soutenu.

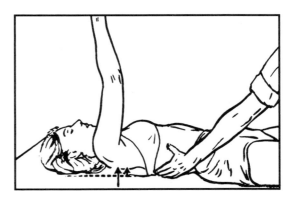

Médiocre

Assis, épaule en flexion antérieure à 90°, bras reposant sur la table.

Stabiliser le thorax.

Le sujet projette le bras en avant par abduction de l'omoplate.

Note : si la position assise est contre-indiquée, l'examen peut être effectué en décubitus dorsal. La cotation « médiocre » correspond alors à un mouvement d'amplitude partielle.

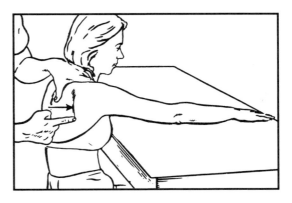

Trace et zéro

L'examinateur repousse légèrement le bras vers l'arrière tout en recherchant une contraction du grand dentelé et en guettant l'apparition d'un décollement de l'omoplate.

Les digitations du grand dentelé peuvent être palpées le long de la ligne axillaire moyenne et plus bas entre le grand oblique externe de l'abdomen et le grand dorsal (non illustré).

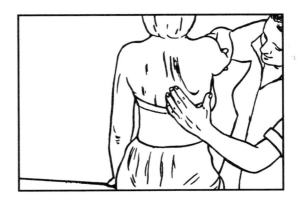

OMOPLATE : ELEVATION

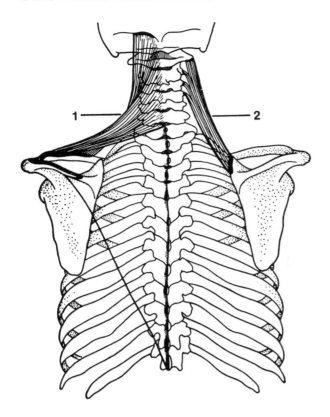

Vue postérieure
1. Trapèze (chef supérieur)
2. Angulaire de l'omoplate

Amplitude du mouvement* :

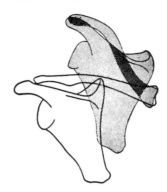

Facteurs limitant le mouvement :

1. Tension du ligament costo-claviculaire.
2. Tension des abaisseurs de l'omoplate et de la clavicule : petit pectoral, sous-clavier, trapèze (chef inférieur).

Fixation du mouvement :

1. Fléchisseurs du rachis cervical (examen réalisé en position assise).
2. Poids de la tête (examen réalisé en décubitus ventral).

* Schéma correspondant aux clichés réalisés sur un sujet normal en début et en fin de mouvement.

MUSCLES PRINCIPAUX

MUSCLE	ORIGINE	TERMINAISON
Trapèze (chef supérieur) *(Trapezius)* Inn. : Spinal (XI), branche externe	a. Protubérance occipitale externe b. Tiers interne de la ligne courbe occipitale supérieure c. Portion supérieure du ligament cervical postérieur	a. Bord postérieur du tiers externe de la clavicule
Angulaire de l'omoplate *(Levator scapulae)* Inn. : N. de l'angulaire et du rhomboïde (C3, C4, C5)	a. Apophyses transverses des quatre premières vertèbres cervicales	a. Bord spinal de l'omoplate au-dessus de la racine de l'épine
Muscles accessoires Grand rhomboïde Petit rhomboïde		

OMOPLATE : ELEVATION

Normal et bon

Assis, bras le long du corps.

Le sujet hausse les épaules aussi haut que possible.

La résistance est appliquée au sommet des épaules et dirigée vers le bas.

Note : si la position assise est contre-indiquée, les tests « normal », « bon » et « passable » peuvent être réalisés en décubitus dorsal. Une légère résistance étant appliquée pour la cotation « passable ».

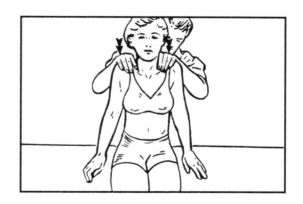

Passable

Assis, bras le long du corps.

Le sujet hausse les épaules dans toute l'amplitude du mouvement.

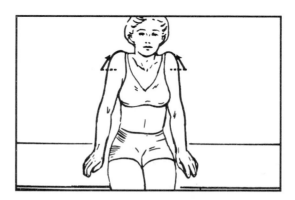

Médiocre

Décubitus ventral, épaules soutenues par l'examinateur, front reposant sur la table. (Le décubitus ventral est préférable car l'examinateur peut ainsi observer toute asymétrie des contractions musculaires).

Note : si le décubitus ventral est inconfortable, les tests « médiocre », « trace » et « zéro » peuvent être effectués en décubitus dorsal.

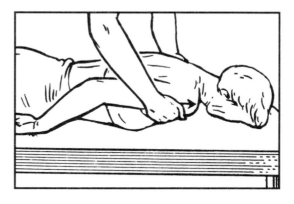

Trace et zéro

Décubitus ventral.

L'examinateur recherche une contraction des faisceaux du chef supérieur du trapèze, de part et d'autre du rachis cervical et près de sa terminaison au-dessus de la clavicule, lorsque le sujet tente de hausser les épaules.

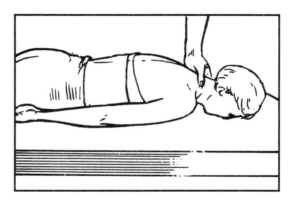

OMOPLATE : ADDUCTION

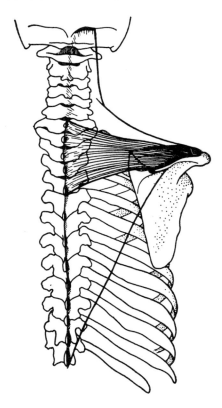

Vue postérieure
Trapèze (chef moyen)

Amplitude du mouvement * :

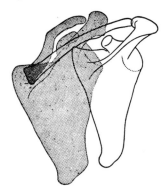

Facteurs limitant le mouvement :

1. Tension du ligament conoïde qui limite la rotation postérieure de l'omoplate sur la clavicule.
2. Tension du grand pectoral, du petit pectoral et du grand dentelé.
3. Contact du bord spinal de l'omoplate avec la musculature paravertébrale.

Fixation du mouvement :

Poids du tronc.

* Schéma correspondant aux clichés réalisés sur un sujet normal en début et en fin de mouvement.

MUSCLES PRINCIPAUX

Muscle	Origine	Terminaison
Trapèze (chef moyen) *(Trapezius)* Inn. : Spinal (XI), branche externe	a. Partie inférieure du ligament cervical postérieur b. Apophyses épineuses de la 7e vertèbre cervicale et des premières vertèbres dorsales (faisceaux horizontaux)	a. Bord interne de l'acromion b. Lèvre supérieure du bord postérieur de l'épine de l'omoplate
Grand et petit rhomboïdes (schéma page 100) *(Rhomboideus major et minor)* Inn. : Nerf de l'angulaire et du rhomboïde (C5)	a. Apophyses épineuses de la 7e vertèbre cervicale et des cinq premières vertèbres dorsales	a. Bord spinal de l'omoplate de la racine de l'épine jusqu'à l'angle inférieur
Muscle accessoire Trapèze (chefs supérieur et inférieur)		

OMOPLATE : ADDUCTION

Normal et bon

Décubitus ventral, épaule en abduction à 90°, en rotation externe, coude fléchi à angle droit.

Stabiliser le thorax.

Le sujet exécute une abduction horizontale du bras et une adduction de l'omoplate.

La résistance est appliquée sur l'angle externe de l'omoplate. (Aucune pression n'étant exercée sur l'humérus).

Note : en cas de déficit des muscles de la ceinture scapulaire, le bras peut être laissé pendant au bord de la table.

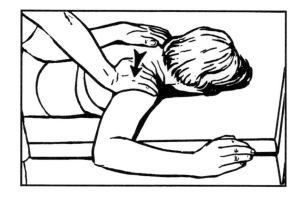

Passable

Décubitus ventral, épaule en abduction à 90°, en rotation externe, coude fléchi à angle droit.

Stabiliser le thorax.

Le sujet lève le bras et réalise une adduction de l'omoplate.

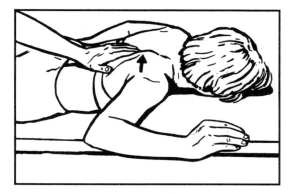

Médiocre

Assis, bras soutenu à 90° d'abduction, coude en flexion partielle.

Stabiliser le thorax.

Le sujet exécute une abduction horizontale du bras et une adduction de l'omoplate.

Note : si la position assise est contre-indiquée, les tests « médiocre », « trace » et « zéro » peuvent être effectués en décubitus ventral. La cotation « médiocre » correspondant à un mouvement d'amplitude partielle.

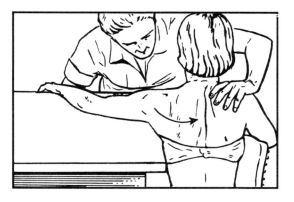

Trace et zéro

Assis ou décubitus ventral.

Une contraction du chef moyen du trapèze peut être recherchée au-dessous de l'épine de l'omoplate, entre l'acromion et le rachis.

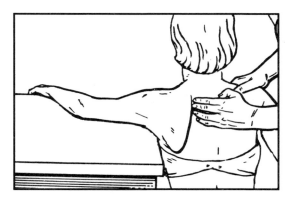

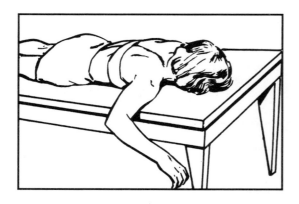

Lors des tentatives de réalisation du mouvement recherché, l'abaissement de l'épaule en direction du plan d'examen, associé à une abduction de l'omoplate, indique une contraction du deltoïde postérieur, alors que l'omoplate n'est ni fixée, ni en adduction.

OMOPLATE : ABAISSEMENT ET ADDUCTION

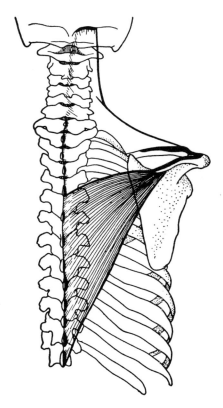

Vue postérieure
Trapèze (chef inférieur)

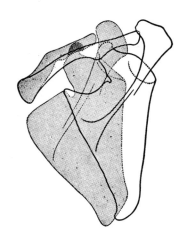

Amplitude du mouvement* :

Facteurs limitant le mouvement :

1. Mise en tension du ligament interclaviculaire et du fibro-cartilage de l'articulation sternoclaviculaire.
2. Tension du trapèze (chef supérieur), de l'angulaire de l'omoplate et du chef claviculaire du sterno-cléido-mastoïdien.

Fixation du mouvement :

1. Contraction des spinaux dorsaux.
2. Poids du tronc.

* Schéma correspondant aux clichés réalisés sur un sujet normal en début et en fin de mouvement.

MUSCLE PRINCIPAL

MUSCLE	ORIGINE	TERMINAISON
Trapèze (chef inférieur) *(Trapezius)* Inn. : Spinal (XI), branche externe	a. Apophyses épineuses des dernières vertèbres dorsales et ligament surépineux correspondant	a. Par une aponévrose enjambant la surface triangulaire de l'épine de l'omoplate pour s'insérer sur le tubercule du trapèze
Muscle accessoire Trapèze (chef moyen dans l'adduction)		

OMOPLATE : ABAISSEMENT ET ADDUCTION

Normal et bon

Décubitus ventral, tête tournée du côté opposé, l'épaule examinée placée en abduction à environ 130°.

Le sujet soulève le bras et fixe fortement l'omoplate à l'aide du chef inférieur du trapèze.

La résistance appliquée à l'angle externe de l'omoplate est dirigée en haut et en dehors.

Note : en cas de limitation d'amplitude au niveau de l'épaule, le bras peut être placé au bord de la table et maintenu dans l'amplitude maximale par l'examinateur.

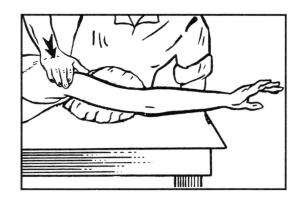

Normal et bon
(variante)

En cas de déficit du deltoïde, le bras est mobilisé passivement par l'examinateur.

Le sujet tente d'aider le mouvement. La résistance est appliquée sur l'omoplate comme indiqué ci-dessus.

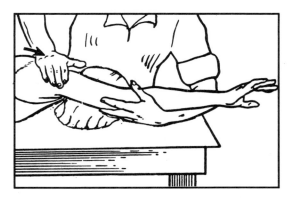

Passable et médiocre

Décubitus ventral, tête tournée du côté opposé et épaule examinée placée en abduction à environ 130°.

Le sujet décolle le bras de la table, dans toute l'amplitude du mouvement sans ascension de l'omoplate ni saillie antérieure de l'acromion pour une cotation « passable » ou sans décollement complet du bras pour une cotation « médiocre ».

En cas de déficit du deltoïde, la cotation est appréciée sur la qualité de la contraction et le relief du trapèze inférieur.

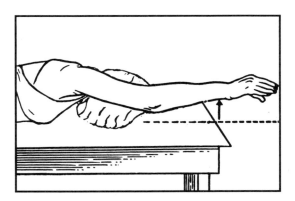

Trace et zéro

Les faisceaux musculaires du trapèze inférieur peuvent être perçus dans la zone triangulaire limitée par l'épine de l'omoplate et la partie basse du rachis dorsal lorsque le sujet tente de soulever le bras.

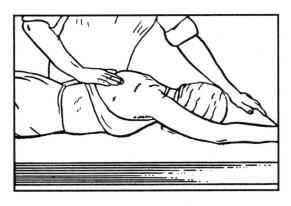

OMOPLATE : ADDUCTION ET ROTATION VERS LE BAS

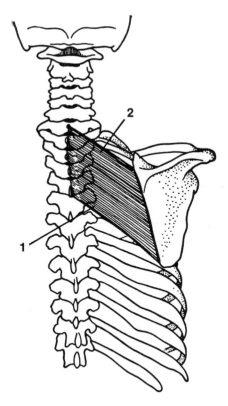

Vue postérieure
1. Grand rhomboïde
2. Petit rhomboïde

Amplitude du mouvement* :

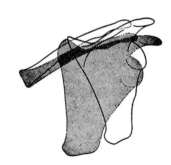

Facteurs limitant le mouvement :

1. Tension du ligament conoïde qui limite la rotation postérieure de l'omoplate sur la clavicule.
2. Tension du grand pectoral, du petit pectoral et du grand dentelé.
3. Contact du bord spinal de l'omoplate avec les spinaux dorsaux.

Fixation du mouvement :

Poids du tronc.

* Schéma correspondant aux clichés réalisés sur un sujet normal en début et en fin de mouvement.

MUSCLES PRINCIPAUX

MUSCLE	ORIGINE	TERMINAISON
Grand rhomboïde (*Rhomboideus major*) Inn. : N. de l'angulaire et du rhomboïde (C5)	a. Apophyses épineuses des 2e, 3e, 4e et 5e vertèbres dorsales	a. Lame fibreuse qui s'étend de la racine de l'épine à l'angle inférieur de l'omoplate
Petit rhomboïde (*Rhomboideus minor*) Inn. : N. de l'angulaire et du rhomboïde (C5)	a. Partie inférieure du ligament cervical postérieur b. Apophyses épineuses de la 7e vertèbre cervicale et de la première vertèbre dorsale	a. Base de la racine de l'épine de l'omoplate
Muscle accessoire Trapèze (adduction)		

OMOPLATE : ADDUCTION ET ROTATION VERS LE BAS

Normal et bon

Décubitus ventral, tête tournée du côté opposé.

Epaule en rotation interne et bras en adduction croisant le dos ; épaules relâchées.

Stabiliser le thorax.

Le sujet soulève le bras et réalise une adduction de l'omoplate.

La résistance est appliquée sur le bord spinal de l'omoplate, elle est dirigée en dehors et légèrement vers le haut.

Note : éviter que le sujet ne prenne appui sur la tête de l'humérus contre la table pour s'aider à soulever le bras. Le bras et l'omoplate doivent effectuer le mouvement conjointement.

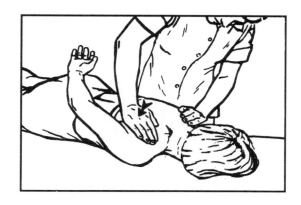

Passable

Décubitus ventral, tête tournée du côté opposé.

Stabiliser le thorax.

Le sujet soulève le bras et réalise une adduction de l'omoplate.

En cas de déficit des muscles de la ceinture scapulaire, une légère résistance peut être appliquée sur l'omoplate pour la cotation « passable ».

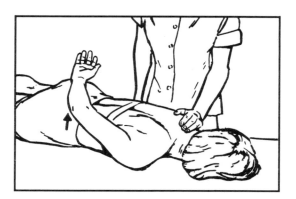

Médiocre

Assis, épaule en rotation interne, bras en adduction derrière le dos. Stabiliser le tronc par un appui antérieur et postérieur pour éviter flexion et rotation.

Le sujet effectue une adduction de l'omoplate.

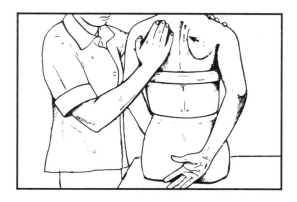

Trace et zéro

L'examinateur recherche une contraction des rhomboïdes au niveau de l'angle formé par le bord spinal de l'omoplate et les faisceaux externes du trapèze inférieur lors d'une tentative d'adduction de l'omoplate.

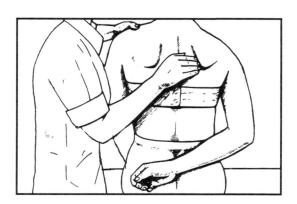

EPAULE : FLEXION ANTERIEURE DU BRAS

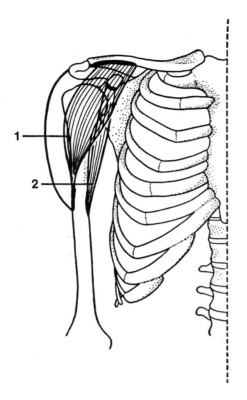

Amplitude du mouvement :

0 à 170-180 degrés.

Facteurs limitant le mouvement :

1. Contact de la grosse tubérosité de l'humérus et de la face antérieure de l'acromion.
2. Les extenseurs d'épaule.

Mesure :

Décubitus dorsal, hanches et genoux fléchis pour réduire la lordose lombaire, coude en extension complète pour limiter la tension de la longue portion du triceps. Epaule fléchie.

1. Placer le bras fixe du goniomètre sur la ligne axillaire moyenne.
2. Le bras mobile est appliqué à la face externe du bras.

L'omoplate doit se déplacer en avant et en dehors pour que le mouvement se réalise dans toute son amplitude.

Eviter tout soulèvement des côtes inférieures. Si l'on stabilise l'omoplate, cette méthode permet d'étudier isolément et de mesurer la mobilité de la gléno-humérale.

Vue antérieure
1. Deltoïde antérieur
2. Coraco-brachial

MUSCLES PRINCIPAUX

MUSCLE	ORIGINE	TERMINAISON
Deltoïde antérieur *(Deltoideus)* Inn. : Circonflexe (C5, C6)	a. Bord antérieur et face supérieure du tiers externe de la clavicule	a. V deltoïdien à la partie moyenne de la face externe de la diaphyse humérale
Coraco-Brachial *(Coracobrachialis)* Inn. : Musculo-cutané (C6, C7)	a. Sommet de l'apophyse coracoïde	a. Face interne et bord interne de l'humérus à l'opposé du deltoïde
Muscles accessoires Deltoïde moyen Grand pectoral (chef claviculaire) Biceps brachial Grand dentelé Trapèze		

EPAULE : FLEXION ANTERIEURE DU BRAS

Normal et bon

Assis, bras le long du corps, coude légèrement fléchi pour éviter une rotation externe de l'épaule et une compensation par le biceps.

Le sujet fléchit l'épaule à 90° sans rotation ni mouvement dans le plan horizontal.

En cas de déficit des fixateurs de l'omoplate, stabiliser l'omoplate ; sinon, stabiliser le thorax.

La résistance est appliquée à la partie basse du bras.

Note : la stabilisation complète de l'omoplate, dès le début du mouvement, diminue la force du deltoïde. Il convient de laisser l'omoplate se placer en abduction et en rotation vers le haut en fonction de ses rapports avec le mouvement de la scapulo-humérale : au-delà des vingt premiers degrés, le rapport est de 2 pour 1, c'est-à-dire qu'à 2° de mobilité dans la gléno-humérale correspond 1° dans l'omo-thoracique.

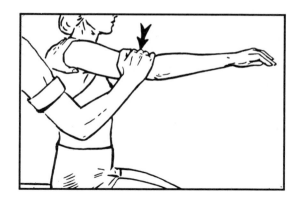

Passable et médiocre

Assis, bras le long du corps, coude en légère flexion.

Le sujet fléchit l'épaule à 90° (paume vers le bas) pour la cotation « passable » et partiellement pour la cotation « médiocre ».

Voir plus haut pour la stabilisation.

Variante pour une cotation « médiocre » : décubitus latéral, bras examiné reposant sur une planche talquée. Le bras fléchit dans une amplitude de 90°.

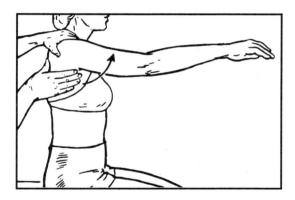

Trace et zéro

Décubitus dorsal.

La palpation recherche une contraction au niveau du deltoïde antérieur à la face antérieure du tiers supérieur du bras lorsque le sujet tente une flexion du bras. Le coraco-brachial est situé profondément au tiers supéro-interne du bras.

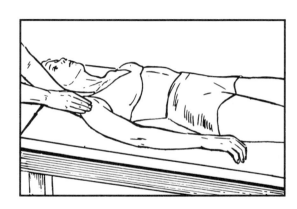

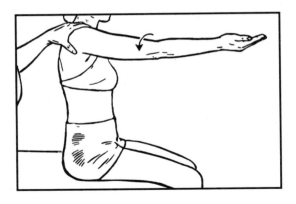

Le sujet peut réaliser une rotation externe et tenter de fléchir le bras avec l'aide du biceps. Le bras doit rester en position intermédiaire évitant toute rotation.

Le sujet peut se pencher en arrière ou essayer de hausser les épaules pour faciliter la flexion.

EPAULE : EXTENSION OU RETROPULSION DU BRAS

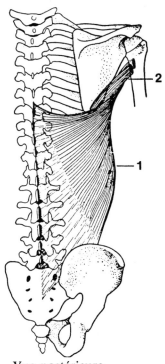

Vue postérieure
1. Grand dorsal
2. Grand rond

Amplitude du mouvement :

0 à 50-60 degrés.

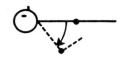

Facteurs limitant le mouvement :

1. Tension des fléchisseurs de l'épaule.
2. Contact en arrière de la grosse tubérosité de l'humérus avec l'acromion.

Mesure :

Décubitus dorsal, bras au bord de la table, coude en flexion pour limiter la tension du biceps. Epaule en extension.

1. Placer le bras fixe du goniomètre sur la ligne axillaire moyenne.
2. Le bras mobile est appliqué à la face externe du bras.

Eviter la flexion du rachis dorsal ou l'abduction de l'épaule.

MUSCLES PRINCIPAUX

MUSCLE	ORIGINE	TERMINAISON
Grand dorsal *(Latissimus dorsi)* Inn. : Nerf du grand dorsal (C6, C7, C8)	a. Feuillet postérieur de l'aponévrose lombo-sacrée qui se fixe aux apophyses épineuses des 6 dernières vertèbres dorsales, des vertèbres lombaires et sacrées, aux ligaments surépineux et à la partie postérieure de la crête iliaque b. Lèvre externe de la crête iliaque en dehors du carré des lombes c. Partie postérieure des 3 à 4 dernières côtes d. Quelques fibres peuvent naître de l'angle inférieur de l'omoplate	a. Fond de la coulisse bicipitale de l'humérus
Grand rond *(Teres major)* Inn. : Nerf du grand rond (C5, C6)	a. Face postérieure de l'angle inférieur de l'omoplate	a. Lèvre interne de la coulisse bicipitale en arrière du grand dorsal
Deltoïde postérieur *(Deltoideus)* (schéma page 110) Inn. : Circonflexe (C5, C6)	a. Lèvre inférieure du bord postérieur de l'épine de l'omoplate	a. V deltoïdien à la partie moyenne de la face externe de la diaphyse humérale
Muscles accessoires Petit rond		Triceps brachial (longue portion)

EPAULE : EXTENSION OU RETROPULSION DU BRAS

Normal et bon

Décubitus ventral, bras en adduction et rotation interne (paume en l'air pour éviter la rotation externe).

Le sujet porte le bras en rétropulsion dans toute l'amplitude du mouvement.

En cas de déficit des fixateurs de l'omoplate, maintenir l'omoplate ; s'ils sont normaux, maintenir le thorax. Laisser l'omoplate basculer normalement en avant pour obtenir un mouvement d'amplitude complète.

La résistance est appliquée au-dessus du coude. (L'examinateur doit se tenir près du sujet et du côté examiné).

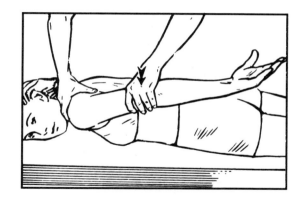

Passable et médiocre

Décubitus ventral, bras le long du corps en rotation interne.

Le sujet porte le bras en rétropulsion dans toute l'amplitude du mouvement pour la cotation « passable » et partiellement pour la cotation « médiocre ».

Variante pour une cotation « médiocre » : décubitus latéral, bras examiné reposant sur une planche talquée. Le bras est porté en rétropulsion dans toute l'amplitude du mouvement.

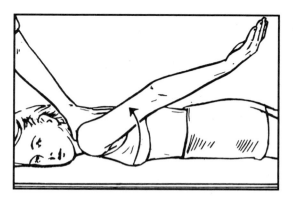

Trace et zéro

Décubitus ventral.

La palpation recherche une contraction du grand rond au bord externe de l'omoplate. Les faisceaux du grand dorsal sont situés un peu plus bas, le faisceau postérieur du deltoïde le long du bord postérieur du bras.

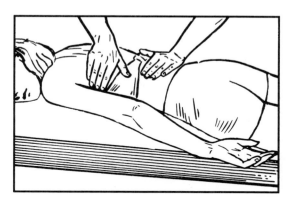

EPAULE : ABDUCTION DU BRAS

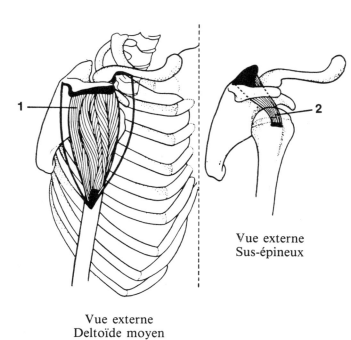

Vue externe
Deltoïde moyen

Vue externe
Sus-épineux

Amplitude du mouvement :

0 à 170-180 degrés.

Facteurs limitant le mouvement :

1. Contact de la grosse tubérosité humérale avec la face externe de l'acromion.
2. Tension des adducteurs d'épaule.

Mesure :

Décubitus dorsal, épaule en abduction, humérus en rotation externe de sorte que la grosse tubérosité puisse passer sous l'acromion au lieu de venir y buter. Le coude est étendu pour limiter la tension de la longue portion du triceps.

1. Placer le bras fixe du goniomètre sur la partie externe du thorax, parallèlement au sternum.
2. Le bras mobile est appliqué sur la face interne du bras.

Eviter toute inflexion latérale du tronc du côté opposé.

MUSCLES PRINCIPAUX

MUSCLE	ORIGINE	TERMINAISON
Deltoïde moyen *(Deltoideus)* Inn.: Circonflexe (C5, C6)	a. Bord externe et sommet de l'acromion	a. V deltoïdien à la partie moyenne de la face externe de la diaphyse humérale
Sus-épineux *(Supraspinatus)* Inn. : Nerf sus-scapulaire (C5)	a. Deux-tiers internes de la fosse sus-épineuse	a. Facette supérieure du trochiter
Muscles accessoires Deltoïde antérieur et postérieur Grand dentelé (action directe sur l'omoplate)		

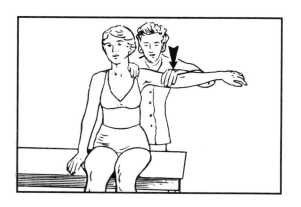

EPAULE : ABDUCTION DU BRAS

Normal et bon

Assis, bras le long du corps, coude fléchi de quelques degrés.
Le sujet exécute une abduction du bras à 90°.
La résistance est appliquée au-dessus du coude.
Voir note relative à la stabilisation et au rapport entre les différents mouvements, page 103.

EPAULE : ABDUCTION DU BRAS

Passable

Assis, bras le long du corps et coude fléchi de quelques degrés pour éviter la rotation externe de l'épaule et la compensation par le biceps.

Le sujet exécute une abduction du bras à 90°.

Voir la stabilisation page 103.

Note : éviter une élévation de l'épaule ou une inclinaison controlatérale du tronc, ces deux mouvements créant une apparente abduction.

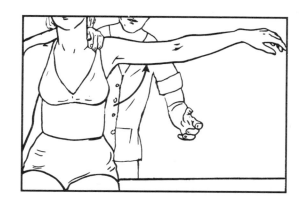

Médiocre

Décubitus dorsal, bras le long du corps, coude en légère flexion.

Le sujet exécute une abduction du bras à 90° sans rotation.

Tenir compte du rapport entre les mouvements (page 103).

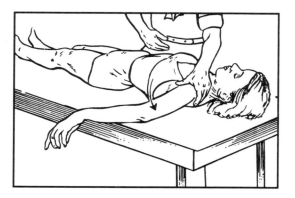

Trace et zéro

Le faisceau moyen du deltoïde est palpable sous l'acromion à la face externe du tiers supérieur du bras.

Le sus-épineux est situé sous le trapèze dans la fosse sus-épineuse de l'omoplate.

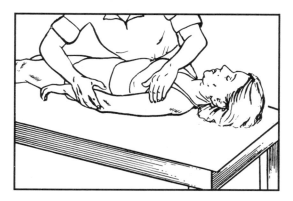

EPAULE : ABDUCTION HORIZONTALE DU BRAS

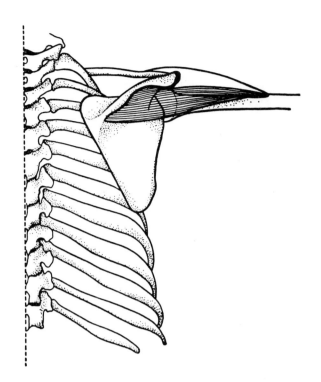

Vue postérieure
Deltoïde postérieur

Amplitude du mouvement :

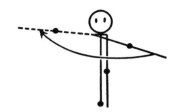

Facteurs limitant le mouvement :

1. Tension des fibres antérieures de la capsule de l'articulation gléno-humérale.
2. Tension du grand pectoral et du deltoïde antérieur.

Fixation du mouvement :

Contraction des rhomboïdes et du trapèze (chefs moyen et inférieur).

MUSCLE PRINCIPAL

Muscle	Origine	Terminaison
Deltoïde postérieur *(Deltoideus)* Inn. : Circonflexe (C5, C6)	a. Lèvre inférieure du bord postérieur de l'épine de l'omoplate	a. V deltoïdien à la partie moyenne de la face externe de la diaphyse humérale
Muscles accessoires Sous-épineux Petit rond		

EPAULE : ABDUCTION HORIZONTALE DU BRAS

Normal et bon

Décubitus ventral, bras en abduction à 90°, avant-bras pendant au bord de la table.

Le sujet exécute une abduction horizontale du bras dans toute l'amplitude du mouvement.

En cas de déficit des fixateurs de l'omoplate, maintenir l'omoplate ; dans le cas contraire, stabiliser le thorax (l'examinateur doit se tenir près du patient, du côté du membre examiné).

Note : éviter l'extension du coude qui indique une compensation par la longue portion du triceps.

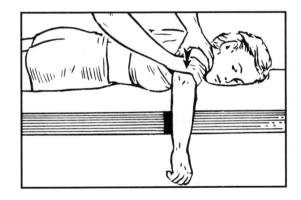

Passable

Décubitus ventral, bras en abduction à 90°, avant-bras pendant au bord de la table.

Le sujet exécute une abduction horizontale du bras dans toute l'amplitude du mouvement.

Voir plus haut la stabilisation.

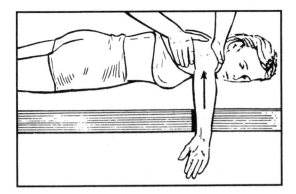

Médiocre

Assis, bras soutenu à 90° d'antéflexion, coude en légère flexion.

Le sujet exécute une abduction horizontale du bras dans toute l'amplitude du mouvement.

Voir plus haut la stabilisation.

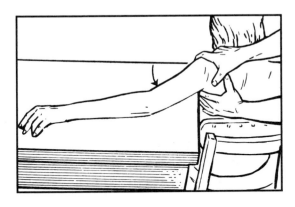

Trace et zéro

Une contraction au niveau du faisceau postérieur du deltoïde est à rechercher au-dessous et en dehors de l'épine de l'omoplate, à la face postérieure du tiers supérieur du bras.

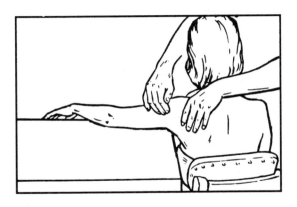

EPAULE : ADDUCTION HORIZONTALE DU BRAS

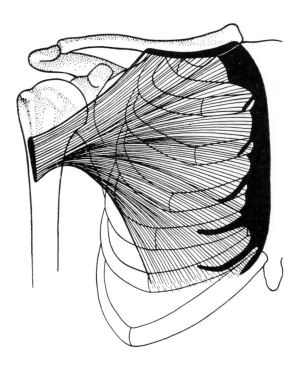

Vue antérieure
Grand pectoral

Amplitude du mouvement :

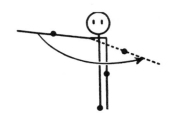

Facteurs limitant le mouvement :

1. Tension des muscles postérieurs de l'épaule.
2. Contact du bras avec le tronc.

Fixation du mouvement :

Dans une puissante adduction horizontale : la contraction du grand oblique homolatéral.

MUSCLE PRINCIPAL

MUSCLE	ORIGINE	TERMINAISON
Grand pectoral *(Pectoralis major)* Inn. : Nerf du grand pectoral et nerf du petit pectoral (C5, C6, C7, C8, D1)	a. Bord antérieur de la moitié interne de la clavicule b. Moitié externe de la face antérieure du sternum jusqu'au niveau de la 6e ou 7e côte c. Cartilages des 6 ou 7 premières côtes	a. Lèvre externe de la coulisse bicipitale
Muscle accessoire Deltoïde antérieur		

EPAULE : ADDUCTION HORIZONTALE DU BRAS

Normal et bon

Décubitus dorsal, épaule en abduction à 90°.

Stabiliser le thorax (il peut être nécessaire de maintenir le thorax du côté opposé pour éviter que le tronc ait tendance à rouler vers le côté examiné).

Le sujet exécute une adduction horizontale du bras dans toute l'amplitude du mouvement.

La résistance est appliquée au-dessus du coude.

Note : les chefs sternal et claviculaire du grand pectoral peuvent être isolés en partie. Dans les cotations « normal » et « bon », la résistance est alors appliquée en sens inverse de la ligne d'action des faisceaux (soit en haut et en dehors pour le chef sternal, en bas et en dehors pour le chef claviculaire).

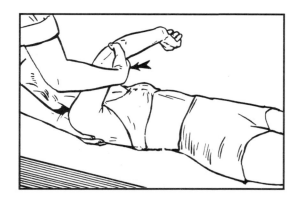

Passable

Décubitus dorsal, bras en abduction à 90°.

Stabiliser le thorax.

Le sujet exécute une adduction du bras qu'il place à la verticale.

Note : le bras peut aller au-delà de 90° d'abduction pour tester le chef sternal du grand pectoral, en-deçà de 90° pour le chef claviculaire. Le bras est alors placé à la verticale dans la direction du chef étudié.

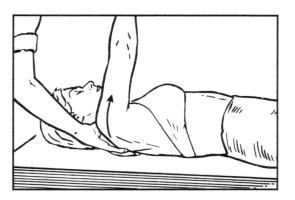

Médiocre

Assis, bras reposant sur la table d'examen, en abduction à 90°, coude en flexion partielle.

Stabiliser le thorax.

Le sujet exécute une adduction horizontale du bras dans toute l'amplitude du mouvement.

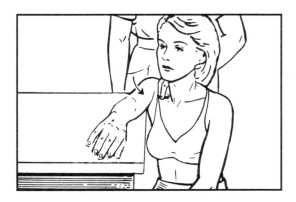

Trace et zéro

L'examinateur palpe le tendon du grand pectoral près de sa terminaison à la face antérieure du bras. Les faisceaux musculaires de chaque chef sont visibles et palpables à la partie antéro-supérieure du thorax.

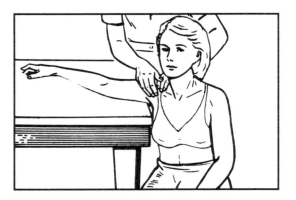

EPAULE : ROTATION EXTERNE DU BRAS

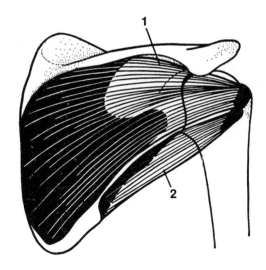

Vue postérieure
1. Sous-épineux
2. Petit rond

Amplitude du mouvement :

0 à 80-90 degrés

Facteurs limitant le mouvement :

1. Tension à la partie supérieure de la capsule et du ligament coraco-brachial.
2. Tension des rotateurs internes de l'épaule.

Mesure :

Décubitus dorsal, bras en abduction à 90°, coude fléchi à 90°, avant-bras en position intermédiaire. Epaule en rotation externe.

1. Placer le bras fixe du goniomètre perpendiculaire au plan. L'axe du mouvement est situé au niveau de l'olécrâne.
2. Le bras mobile est appliqué à la face externe de l'avant-bras.
   Le thorax ne doit pas quitter le plan d'examen.

L'examinateur devra maintenir d'une main le coude du sujet avant d'effectuer la mesure.

MUSCLES PRINCIPAUX

MUSCLE	ORIGINE	TERMINAISON
Sous-épineux *(Infraspinatus)* Inn : Sus-scapulaire (C5, C6)	a. Deux-tiers internes de la fosse sous-épineuse	a. Facette moyenne de la grosse tubérosité de l'humérus
Petit rond *(Teres minor)* Inn : Circonflexe (C5)	a. Deux-tiers supérieurs de la face postérieure du bord axillaire de l'omoplate	a. Facette postéro-inférieure de l'humérus et partie sous-jacente et face postérieure de la capsule articulaire
Muscle accessoire Deltoïde postérieur		

EPAULE : ROTATION EXTERNE DU BRAS

Normal et bon

Décubitus ventral, bras en abduction à 90°, reposant sur la table, avant-bras pendant au bord de la table. Un petit oreiller ou une serviette pliée est placée sous le bras.

Le sujet porte son avant-bras vers le haut dans toute l'amplitude de la rotation externe.

En cas de déficit des fixateurs de l'omoplate, maintenir l'omoplate ; s'ils sont normaux, maintenir le thorax.

La résistance est appliquée sur l'avant-bras au-dessus du poignet.

Note : la résistance doit être appliquée avec prudence et sans à-coup dans les tests de rotation de hanche et d'épaule. En effet, l'important bras de levier mis en jeu risque d'entraîner des lésions articulaires s'il n'est pas bien contrôlé.

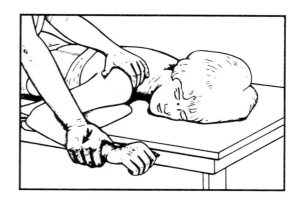

Passable

Décubitus ventral, bras en abduction à 90°, reposant sur la table, avant-bras pendant au bord de la table.

Le sujet porte son avant-bras vers le haut dans toute l'amplitude de la rotation externe.

Voir plus haut pour la stabilisation et placer une main à la face antérieure du bras pour éviter une abduction de l'épaule (sans pour autant entraver le mouvement).

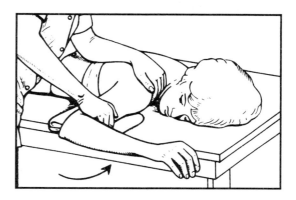

Médiocre

Décubitus ventral, membre supérieur pendant au bord de la table en rotation interne.

Le sujet réalise une rotation externe du bras dans toute l'amplitude du mouvement. Voir plus haut pour la stabilisation.

Note : ne pas laisser l'avant-bras se mettre en supination et simuler une rotation externe complète.

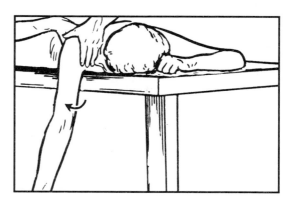

Trace et zéro

Le petit rond est perceptible au bord axillaire de l'omoplate et le sous-épineux au-dessous de l'épine de l'omoplate dans la fosse sous-épineuse.

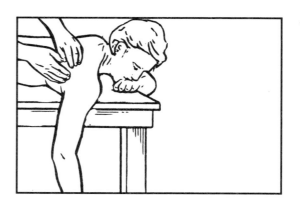

EPAULE : ROTATION INTERNE DU BRAS

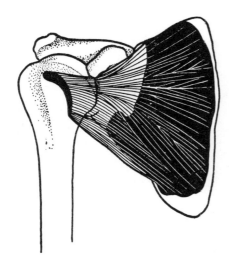

Vue costale
Sous-scapulaire

Amplitude du mouvement :

0 à 70-80 degrés

Facteurs limitant le mouvement :

1. Tension à la partie supérieure de la capsule.
2. Tension des rotateurs externes de l'épaule.

Mesure :

Décubitus dorsal, bras en abduction à 90°, coude fléchi à 90°, avant-bras en position intermédiaire. Epaule en rotation interne.

1. Placer le bras fixe du goniomètre perpendiculaire au plan. L'axe du mouvement est situé au niveau de l'olécrâne.
2. Le bras mobile est appliqué à la face externe de l'avant-bras.

Eviter toute flexion du rachis dorsal. (Voir rotation externe).

MUSCLES PRINCIPAUX

MUSCLE	ORIGINE	TERMINAISON
Sous-scapulaire *(Subscapularis)* Inn. : N. supérieur et inférieur du sous-scapulaire (C5, C6)	a. Deux-tiers internes de la fosse sous-scapulaire b. Deux-tiers inférieurs de la gouttière du bord axillaire de l'omoplate	a. Trochin b. Face antérieure de la capsule articulaire
Grand pectoral (schéma page 112) *(Pectoralis major)* Inn. : Nerf du grand pectoral et N. du petit pectoral (C5, C6, C7, C8, D1)	a. Moitié interne du bord antérieur de la clavicule b. Face antérieure du sternum jusqu'à la 7e côte c. Cartilages des 6 ou 7 premières côtes	a. Lèvre externe de la coulisse bicipitale
Grand dorsal (schéma page 106) *(Latissimus dorsi)* Inn. : Nerf du grand dorsal (C6, C7, C8)	a. Apophyses épineuses des 6 dernières vertèbres dorsales b. Feuillet postérieur de l'aponévrose qui le fixe aux apophyses des vertèbres lombaires et sacrées, aux ligaments surépineux et à la partie postérieure de la crête iliaque c. Lèvre externe de la crête iliaque en dehors du carré des lombes d. 3 ou 4 dernières côtes e. Quelques fibres à l'angle inférieur de l'omoplate	a. Fond de la coulisse bicipitale de l'humérus
Grand rond (schéma page 106) *(Teres major)* Inn. : N. du grand rond (C5, C6)	a. Face postérieure de l'angle inférieur de l'omoplate	a. Lèvre interne de la coulisse bicipitale en arrière du grand dorsal
Muscle accessoire Deltoïde antérieur		

EPAULE : ROTATION INTERNE DU BRAS

Normal et bon

Décubitus ventral, bras à 90° d'abduction, reposant sur la table et avant-bras pendant au bord de la table. Un petit oreiller ou une serviette pliée est placée sous le bras.

Le sujet porte l'avant-bras vers le haut dans toute l'amplitude de la rotation interne.

En cas de déficit des fixateurs de l'omoplate, maintenir l'omoplate ; s'ils sont normaux, maintenir le thorax. Laisser l'omoplate basculer normalement en avant pour obtenir le mouvement dans toute son amplitude.

La résistance est appliquée au-dessus du poignet.

Voir la note relative à la résistance appliquée à la rotation externe du bras page 115.

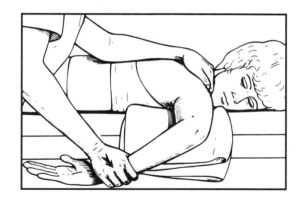

Passable

Décubitus ventral, bras en abduction à 90°, reposant sur la table, avant-bras pendant au bord de la table. Un petit oreiller ou une serviette pliée est placée sous le bras.

Le sujet porte son avant-bras vers le haut dans toute l'amplitude de la rotation externe.

Voir plus haut la stabilisation ; si le sujet a tendance à effectuer une adduction d'épaule, mettre une main à la face postérieure du bras (sans perturber le mouvement).

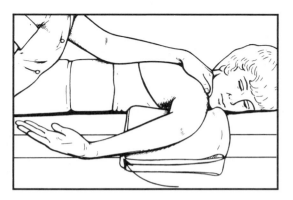

Médiocre

Décubitus ventral, bras pendant au bord de la table en rotation externe.

Le sujet réalise une rotation interne d'épaule dans toute l'amplitude du mouvement.

Voir plus haut la stabilisation.

Ne pas laisser l'avant-bras se mettre en pronation et simuler une rotation interne complète.

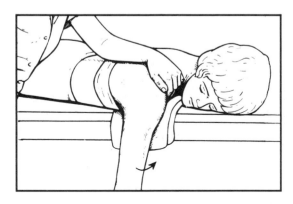

Trace et zéro

Les faisceaux du sous-scapulaire peuvent être perçus en profondeur au niveau du creux axillaire près de leur terminaison.

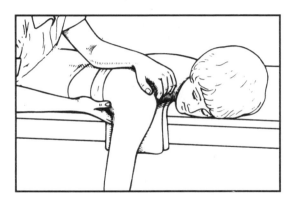

COUDE : FLEXION

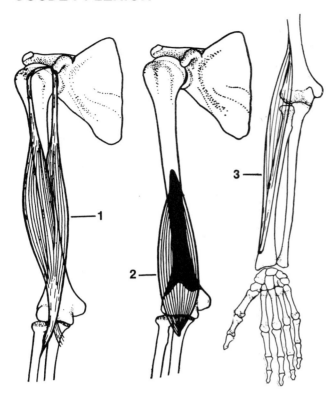

Amplitude du mouvement :

0 à 145-155 degrés

Facteurs limitant le mouvement :

1. Contact des masses musculaires à la face antérieure du bras et de l'avant-bras.
2. Contact de l'apophyse coronoïde avec la fossette coronoïde de l'humérus.

Mesure :

Décubitus dorsal, bras le long du corps et avant-bras en supination. Coude fléchi.

1. Placer le bras fixe du goniomètre parallèlement à la face externe du bras, à sa partie moyenne.
2. Le bras mobile est appliqué à la face externe de l'avant-bras.

Vue antérieure
1. Biceps brachial
2. Brachial antérieur
3. Long supinateur

MUSCLES PRINCIPAUX

MUSCLE	ORIGINE	TERMINAISON
Biceps brachial *(Biceps brachii)* Inn. : Musculo-cutané (C5, C6)	Courte portion : a. Tendon aplati : sommet de l'apophyse coracoïde de l'omoplate Longue portion : a. Tendon : tubercule sus-glénoïdien de l'omoplate	a. Le tendon bicipital se constitue dans l'épaisseur du corps charnu du muscle et se termine à la moitié postéro-interne de la tubérosité bicipitale du radius. L'expansion aponévrotique du biceps naît de la face antérieure et du bord interne du tendon et se fusionne avec l'aponévrose antibrachiale
Brachial antérieur *(Brachialis)* Inn. : Musculo-cutané (C5, C6) et souvent un filet du radial	a. Moitié inférieure de la face antérieure de l'humérus	a. Face antérieure de l'apophyse coronoïde du cubitus
Long supinateur *(Brachioradialis)* Inn. : Radial (C5, C6)	a. Au tiers inférieur du bord externe de l'humérus b. Cloison intermusculaire externe au-dessous de la gouttière radiale	a. Par un tendon aplati à la face externe de la base de l'apophyse styloïde du radius
Muscles accessoires Les épicondyliens		

COUDE : FLEXION

Normal et bon

Assis, bras le long du corps, avant-bras en supination pour tester le biceps, en pronation pour le brachial antérieur, en position intermédiaire pour le long supinateur.

Stabiliser le bras sans exercer de pression sur le biceps ou le brachial antérieur.

Le sujet fléchit le coude dans toute l'amplitude du mouvement.

La résistance est appliquée au-dessus du poignet.

Note : les fléchisseurs du poignet peuvent se mettre en jeu pour concourir à fléchir le coude. Dans ce cas, le poignet sera fortement fléchi. Il faut au contraire veiller au relâchement des fléchisseurs du poignet.

Si la position assise est contre-indiquée, les différents tests peuvent être effectués en décubitus dorsal. Une légère résistance est appliquée pour la cotation « passable ».

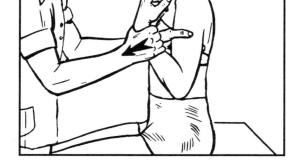

Passable

Assis, bras le long du corps, avant-bras en supination.
Stabiliser le bras.
Le sujet fléchit le coude dans toute l'amplitude du mouvement.

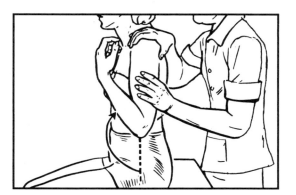

Médiocre

Décubitus dorsal, bras en abduction à 90° et en rotation externe.

Stabiliser le bras.

Le sujet fait glisser l'avant-bras sur la table dans toute l'amplitude de flexion du coude.

Variante : assis, bras en abduction à 90° reposant avec l'avant-bras sur la table. Coude en extension et avant-bras en supination. Flexion de coude dans toute l'amplitude du mouvement.

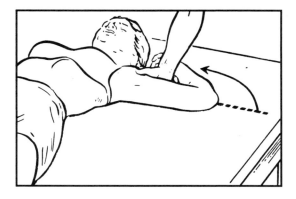

Trace et zéro

Le tendon du biceps peut être palpé au pli du coude, ses faisceaux musculaires au tiers moyen de la face antérieure du bras, la courte portion en-dedans de la longue portion.

Les faisceaux du brachial antérieur peuvent être retrouvés en-dedans de la partie inférieure du biceps et le long supinateur à la face antéro-externe de l'avant-bras, au-dessous du coude (non illustré).

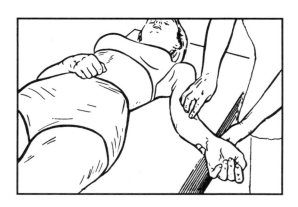

COUDE : EXTENSION

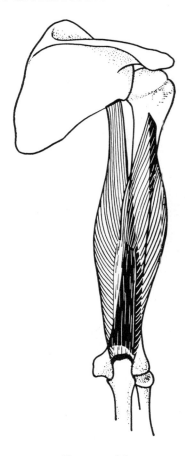

Vue postérieure
Triceps brachial

Amplitude du mouvement :

145-155 à 0 degrés

Facteurs limitant le mouvement :

1. Tension du plan fibreux antérieur, des ligaments latéral interne et latéral externe du coude.
2. Tension des fléchisseurs du coude.
3. Contact de l'olécrâne avec la fossette oléocrânienne à la face postérieure de l'humérus.

Mesure :

Décubitus dorsal, bras le long du corps, avant-bras en position intermédiaire entre pronation et supination pour éliminer en partie la saillie au contact du plan. Coude en extension.

1. Placer le bras fixe du goniomètre parallèlement à la face externe du bras, à sa partie moyenne.
2. Le bras mobile est appliqué sur la face postérieure de l'avant-bras.

Noter l'existence éventuelle d'un recurvatum.

MUSCLE PRINCIPAL

MUSCLE	ORIGINE	TERMINAISON
Triceps brachial *(Triceps brachii)* Inn. : Radial (C7, C8)	Longue portion : a. Tubercule sous-glénoïdien de l'omoplate Vaste externe : a. Face postérieure de l'humérus au-dessus de la gouttière radiale Vaste interne : a. Face postérieure de l'humérus au-dessous de la gouttière radiale	a. Face postérieure de la partie supérieure de l'olécrâne b. Expansion tendineuse adhérente à l'aponévrose antibrachiale
Muscles accessoires Anconé Les épicondyliens		

COUDE : EXTENSION

Normal et bon

Décubitus dorsal, bras fléchi à 90°, coude fléchi.

Stabiliser le bras.

Le sujet réalise une extension du coude dans toute l'amplitude du mouvement.

La résistance est appliquée au-dessus du poignet dans le plan du mouvement de l'avant-bras. Le coude doit être en légère flexion et non pas verrouillé en extension. (Voir extension du genou).

Exclure toute rotation du bras, car la résistance doit être appliquée dans l'axe.

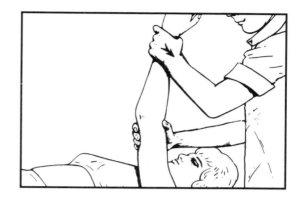

Passable

Décubitus dorsal, bras fléchi à 90°, coude fléchi.

Stabiliser le bras.

Le sujet étend le coude dans toute l'amplitude du mouvement.

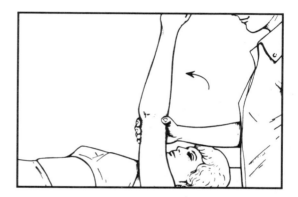

Médiocre

Décubitus dorsal, épaule en abduction à 90° et en rotation externe. Coude fléchi.

Stabiliser le bras.

Le sujet réalise une extension du coude dans toute l'amplitude du mouvement.

Voir variante à « coude : flexion ».

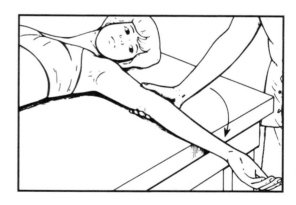

Trace et zéro

Le tendon du triceps est palpable au-dessus de l'olécrâne et les faisceaux musculaires à la face postérieure du bras.

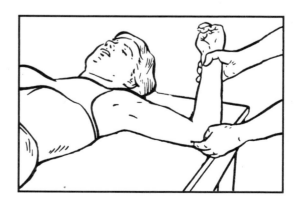

AVANT-BRAS : SUPINATION

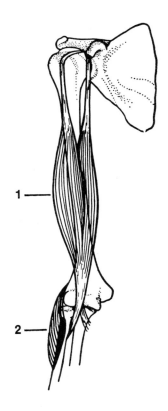

Vue antérieure
1. Biceps brachial
2. Court supinateur

Amplitude du mouvement :

0 à 80-90 degrés

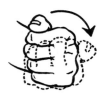

Facteurs limitant le mouvement :

1. Tension du ligament radio-cubital antérieur et du ligament latéral interne de l'articulation du poignet.
2. Tension du faisceau radio-carpien et des faisceaux inférieurs de la membrane interosseuse.
3. Tension des pronateurs de l'avant-bras.

Mesure :

Assis, coude fléchi à 90°, bras au contact du thorax. Avant-bras en pronation.

1. Placer le bras fixe du goniomètre à la face dorsale du poignet, parallèlement à la ligne médiane antérieure du bras. (Le goniomètre sera en avant du corps du fait de la projection antérieure de l'avant-bras).
2. Le bras mobile est appliqué à la face dorsale du poignet entre les styloïdes du radius et du cubitus.

Le coude doit rester collé au corps. Eviter toute abduction ou rotation du bras à l'épaule ou toute inclinaison du tronc du côté opposé.

MUSCLES PRINCIPAUX

MUSCLE	ORIGINE	TERMINAISON
Biceps brachial *(Biceps brachii)* Inn. : Musculo-cutané (C5, C6)	Courte portion : a. Tendon aplati : sommet de l'apophyse coracoïde de l'omoplate Longue portion : a. Tendon : tubercule sus-glénoïdien de l'omoplate	a. Le tendon bicipital se constitue dans l'épaisseur du corps charnu du muscle et se termine à la moitié postéro-interne de la tubérosité bicipitale du radius. L'expansion aponévrotique du biceps naît de la face antérieure et du bord interne du tendon et se fusionne avec l'aponévrose antibrachiale
Court supinateur *(Supinator)* Inn. : Radial (C6)	a. Epicondyle b. Crête rétro-sigmoïdienne et crête supinatrice du cubitus c. Ligament annulaire et ligament latéral externe du coude	a. Le muscle contourne le radius pour s'insérer à la face postéro-externe de la diaphyse radiale entre la ligne oblique et le col.
Muscle accessoire Long supinateur		

AVANT-BRAS : SUPINATION

Normal et bon

Assis, bras le long du corps (coude fléchi à 90° pour éviter toute rotation au niveau de l'épaule), avant-bras en pronation. Les muscles du poignet et des doigts relâchés.

Stabiliser le bras.

Le sujet réalise une supination de l'avant-bras.

La résistance est appliquée à la face dorsale de l'extrémité inférieure du radius avec un contre-appui à la face antérieure du cubitus.

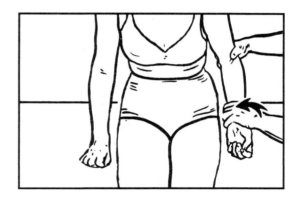

Passable et médiocre

Assis, bras le long du corps, coude fléchi à 90°, avant-bras en pronation et soutenu par l'examinateur. Les muscles du poignet et des doigts relâchés.

Le sujet exécute une supination de l'avant-bras dans toute l'amplitude du mouvement pour la cotation « passable » et partiellement pour la cotation « médiocre ».

Variante pour la cotation « passable » : assis, bras en flexion à 90°. Coude fléchi et reposant sur la table, avant-bras perpendiculaire à la table et en pronation. Supination de l'avant-bras dans toute l'amplitude du mouvement.

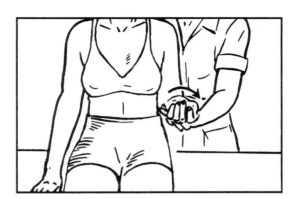

Trace et zéro

Le court supinateur peut être perçu au voisinage de la tête radiale à la face dorsale de l'avant-bras. Maintenir le poignet en flexion, s'assurer du relâchement des extenseurs du poignet pour ne pas confondre le court supinateur avec les extenseurs.

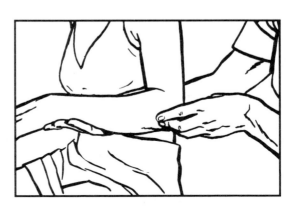

Le sujet doit éviter la rotation externe du bras et le positionnement du coude en avant du thorax lors de la supination. Ce mouvement pourrait simuler une supination dont l'amplitude est cependant réduite car il s'agit d'une « rotation » qui s'effectue automatiquement sans contraction musculaire.

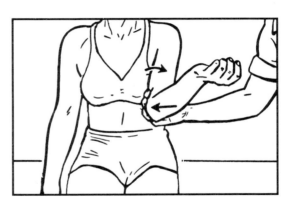

AVANT-BRAS : PRONATION

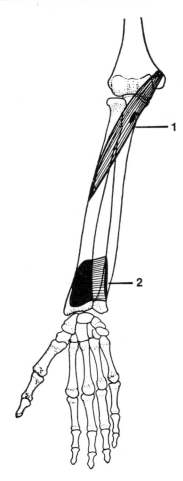

Amplitude du mouvement :

0 à 80-90 degrés

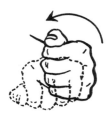

Facteurs limitant le mouvement :

1. Tension du ligament radio-cubital postérieur, du ligament latéral interne et du ligament radio-carpien postérieur.
2. Tension des fibres inférieures de la membrane interosseuse.

Mesure :

Assis, coude fléchi à 90°, bras contre le thorax. Avant-bras en supination.

1. Placer le bras fixe du goniomètre au niveau de la face antérieure du poignet et parallèle à la face antérieure du bras.
2. Le bras mobile est appliqué sur la surface la plus large et la plus plane au-dessus du poignet.

Le coude doit rester collé au thorax. Exclure toute inclinaison du tronc du côté examiné.

Vue antérieure : avant-bras et main
1. Rond pronateur
2. Carré pronateur

MUSCLES PRINCIPAUX

MUSCLE	ORIGINE	TERMINAISON
Rond pronateur *(Pronator teres)* Inn. : Médian (C6, C7)	Chef huméral : a. Bord interne et face antérieure de l'épitrochlée b. Tendon commun des épitrochléens Chef cubital : a. Versant interne de l'apophyse coronoïde	a. Partie moyenne de la face externe du radius
Carré pronateur *(Pronator quadratus)* Inn. : Nerf interosseux antérieur, branche du médian (C8, D1)	a. Quart inférieur du bord interne de la face antérieure du cubitus	a. Quart inférieur du bord externe et de la face antérieure du radius
Muscle accessoire Grand palmaire		

AVANT-BRAS : PRONATION

Normal et bon

Assis, bras le long du corps, coude fléchi à 90° pour éviter une rotation de l'épaule, l'avant-bras en supination. Les muscles du poignet et des doigts sont relâchés.

Stabiliser le bras.

Le sujet exécute une pronation de l'avant-bras dans toute l'amplitude du mouvement.

La résistance est appliquée sur la face antérieure de l'extrémité inférieure du radius avec un contre-appui à la face postérieure du cubitus.

Note : si la position assise est contre-indiquée, ces tests peuvent être effectués en décubitus dorsal. Le sujet réalise le mouvement dans toute son amplitude contre une légère résistance pour la cotation « passable » et sans résistance pour la cotation « médiocre ».

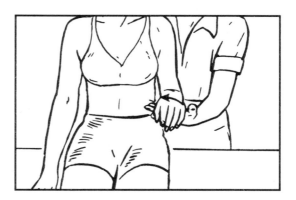

Passable et médiocre

Assis, bras le long du corps, coude fléchi à 90°, l'avant-bras en supination est soutenu par l'examinateur. Muscles du poignet et des doigts relâchés.

Le sujet exécute une pronation de l'avant-bras dans toute l'amplitude du mouvement pour une cotation « passable » et en partie pour une cotation « médiocre ».

Voir la variante pour la cotation « médiocre » à « avant-bras : supination ».

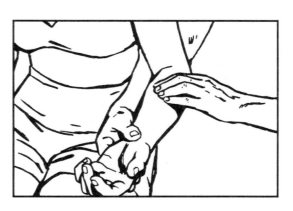

Trace et zéro

Assis, l'examinateur recherche une contraction du rond pronateur au tiers supérieur de la face antérieure de l'avant-bras selon une diagonale tendue de l'épitrochlée au bord externe du radius.

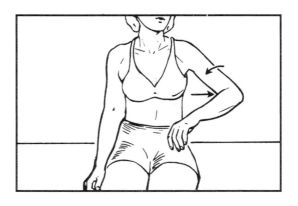

Eviter que l'épaule ne se mette en rotation interne ou en abduction lors de la pronation, ces mouvements facilitant la pronation automatique de l'avant-bras.

POIGNET : FLEXION

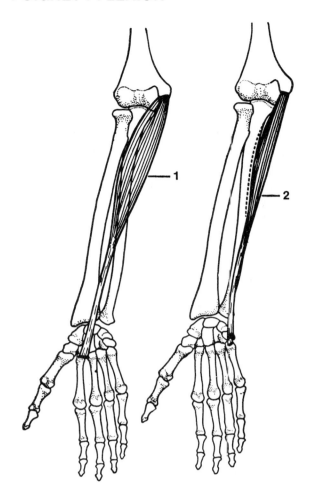

Amplitude du mouvement :

0 à 80-90 degrés

Facteur limitant le mouvement :

Tension du ligament radio-carpien postérieur.

Mesure :

Assis, l'avant-bras reposant sur la table en position intermédiaire entre la pronation et la supination. Doigts relâchés en extension, poignet fléchi.

1. Placer le bras fixe du goniomètre le long de la ligne médiane à la face postérieure de l'avant-bras.
2. Le bras mobile est appliqué à la face dorsale du troisième métacarpien.

Eviter toute abduction ou adduction du poignet.

L'abduction (inclinaison radiale) et l'adduction (inclinaison cubitale) du poignet peuvent être mesurées de la même manière avec le goniomètre.

Abduction : 0 à 15-25 degrés
Adduction : 0 à 30-40 degrés

Vue antérieure : avant-bras et main
  1. Grand palmaire
  2. Cubital antérieur

MUSCLES PRINCIPAUX

MUSCLE	ORIGINE	TERMINAISON
Grand palmaire *(Flexor carpi radialis)* Inn. : Médian (C6, C7)	a. Epitrochlée par un tendon commun aux muscles épitrochléens	a. Face antérieure de la base du 2e métacarpien b. Et par une expansion tendineuse accessoire à la base du 3e métacarpien
Cubital antérieur *(Flexor carpi ulnaris)* Inn. : Cubital (C8, D1)	a. Chef huméral : de l'épitrochlée par le tendon commun b. Chef cubital : du bord interne de l'olécrâne et deux tiers supérieurs du bord postérieur du cubitus	a. Pisiforme b. Expansions à l'os crochu et à la base du 5e métacarpien
Muscle accessoire Petit palmaire		

POIGNET : FLEXION

Normal et bon

Avant-bras en supination reposant sur la table par sa face postérieure, l'avant-bras est en légère pronation sur le schéma pour montrer le tendon du grand palmaire. Les muscles du pouce et des doigts sont relâchés.

Stabiliser l'avant-bras.

Le sujet fléchit le poignet.

Pour évaluer le grand palmaire, appliquer la résistance à la base du deuxième métacarpien dans le sens de l'extension et de l'inclinaison cubitale.

Pour évaluer le cubital antérieur, appliquer la résistance à la base du cinquième métacarpien dans le sens de l'extension et de l'inclinaison radiale (non illustré).

Note : surveiller toute flexion des doigts avant la flexion ou lors de l'application de la résistance pour éviter une compensation par les fléchisseurs des doigts.

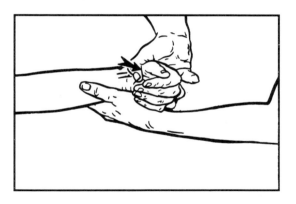

Passable

Avant-bras en supination, muscles du pouce et des doigts relâchés.

Stabiliser l'avant-bras.

Le sujet fléchit le poignet en inclinaison radiale ou cubitale.

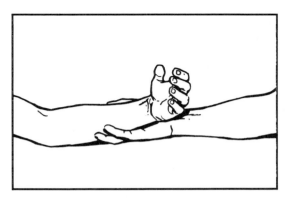

Médiocre

Avant-bras et main sur le plan d'examen, avant-bras en position intermédiaire, main reposant sur son bord cubital.

Stabiliser l'avant-bras.

Le sujet fléchit le poignet, en faisant glisser sa main sur la table. Observer le déplacement et coter en conséquence.

Une cotation « médiocre » peut être attibuée pour un mouvement réalisé dans toute son amplitude.

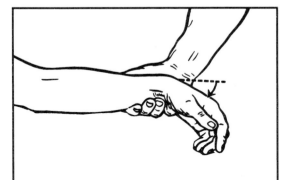

Trace et zéro

Le tendon du grand palmaire peut être palpé en avant et en dehors du poignet ; celui du cubital antérieur en avant et en dedans du poignet lors d'une tentative de flexion du poignet.

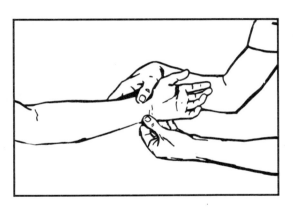

POIGNET : EXTENSION

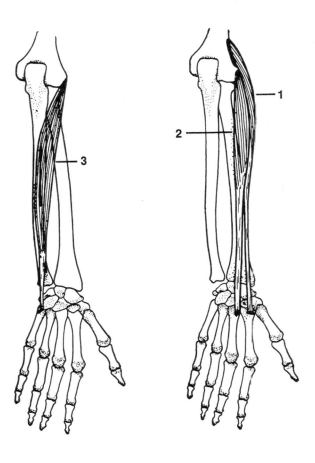

Amplitude du mouvement :

0 à 75-85 degrés

Facteur limitant le mouvement :

Tension du ligament radio-carpien antérieur.

Mesure :

Assis, avant-bras reposant sur le plan d'examen en position intermédiaire entre pronation et supination. Doigts relâchés en flexion. Poignet en extension.

1. Placer le bras fixe du goniomètre sur la ligne médiane à la face antérieure de l'avant-bras.
2. Le bras mobile est appliqué à la face dorsale du troisième métacarpien (le goniomètre se placera entre les troisième et quatrième doigts).

Eviter toute abduction ou adduction du poignet (voir « poignet : flexion »).

Vue postérieure : avant-bras et main
1. 1er radial
2. 2e radial
3. Cubital postérieur

MUSCLES PRINCIPAUX

MUSCLE	ORIGINE	TERMINAISON
1er radial *(Extensor carpi radialis longus)* Inn. : Radial (C6, C7)	a. Tiers inférieur de la crête sus-épicondylienne b. Tendon commun des muscles épicondyliens	a. Face dorsale de la base du 2e métacarpien
2e radial *(Extensor carpi radialis brevis)* Inn. : Radial (C6, C7)	a. Epicondyle par le tendon commun aux muscles épicondyliens b. Ligament latéral externe du coude	a. Face dorsale de la base du 3e métacarpien
Cubital postérieur *(Extensor carpi ulnaris)* Inn. : Radial (C6, C7, C8)	a. Epicondyle par le tendon commun des épicondyliens b. Bord postérieur du cubitus par une lame aponévrotique	a. Tubercule interne de la base du 5e métacarpien

POIGNET : EXTENSION

Normal et bon

Avant-bras en pronation, muscles du pouce et des doigts relâchés.

Stabiliser l'avant-bras.

Le sujet étend le poignet.

Dans le bilan des 1er et 2e radial, la résistance est appliquée à la face dorsale des 2e et 3e métacarpiens, dans le sens de la flexion et de l'inclinaison cubitale.

Pour le cubital postérieur, la résistance est appliquée à la face dorsale du 5e métacarpien dans le sens de la flexion et de l'inclinaison radiale.

Note : exclure toute extension des doigts lors de l'application de la résistance, pour éviter une compensation par les extenseurs des doigts.

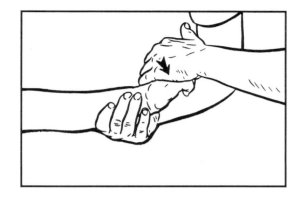

Passable

Avant-bras en pronation, muscles du pouce et des doigts relâchés.

Stabiliser l'avant-bras.

Le sujet étend le poignet en inclinaison radiale ou cubitale.

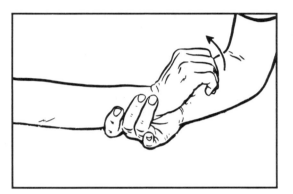

Médiocre

Avant-bras et main reposant sur la table, l'avant-bras en position intermédiaire, main reposant sur son bord cubital.

Stabiliser l'avant-bras.

Le sujet étend le poignet, en faisant glisser la main sur la table, dans toute l'amplitude du mouvement.

Observer le mouvement et coter en conséquence.

Une cotation « médiocre » peut être attibuée pour un mouvement réalisé dans toute son amplitude.

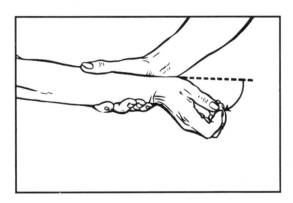

Trace et zéro

Les tendons des radiaux peuvent être perçus en arrière et en dehors du poignet en regard des 2e et 3e métacarpiens et celui du cubital postérieur en arrière et en dedans, près du 5e métacarpien, lors d'une tentative d'extension du poignet.

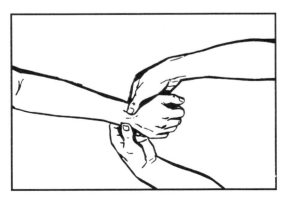

DOIGTS : FLEXION
DES ARTICULATIONS
METACARPOPHALANGIENNES

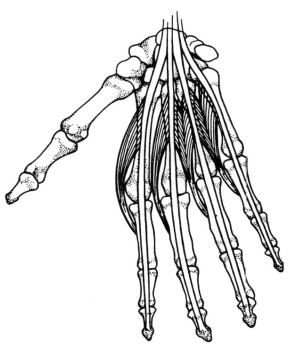

Vue palmaire
Lombricaux

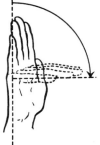

Amplitude du mouvement :

0 à 85-105 degrés

Facteur limitant le mouvement :

Tension des expansions tendineuses des extenseurs des doigts.

Mesure :

Assis, avant-bras reposant sur la table en position intermédiaire entre pronation et supination.

Doigts étendus, métacarpophalangiennes fléchies.

1. Placer le bras fixe du goniomètre à la face dorsale du métacarpien correspondant à l'articulation à étudier.
2. Le bras mobile est appliqué à la face dorsale du métacarpien correspondant à l'articulation à étudier.

L'amplitude du mouvement s'accroît progressivement à partir de l'index jusqu'au cinquième doigt.

Utiliser un petit goniomètre.

MUSCLES PRINCIPAUX

Muscle	Origine	Terminaison
Lombricaux *(Lumbricalis)* 1er et 2e lombricaux Inn. : Médian (C6, C7) 3e et 4e lombricaux Inn. : Cubital (C8)	a. Tendons du fléchisseur commun profond 1er et 2e : Bord radial et face antérieure des tendons de l'index et du médius 3e : Bords adjacents des tendons du médius et de l'annulaire 4e : Bords adjacents des tendons de l'annulaire et de l'auriculaire	a. Gagnent le bord radial du doigt pour s'unir au-delà de la métacarpophalangienne aux expansions de l'aponévrose dorsale du doigt correspondant
Interosseux dorsaux *(Interosseus dorsalis)* Inn. : Cubital (C8, D1)	a. Par 2 chefs qui prennent leur origine sur les bords adjacents des métacarpiens entre lesquels ils sont situés	a. Appareil extenseur et base des phalanges proximales des quatre doigts : le 1er et le 2e sur le bord radial de l'index et du médius ; le 3e et le 4e sur le bord cubital du médius et de l'annulaire
(suite page 131)		

130

DOIGTS : FLEXION DES ARTICULATIONS METACARPOPHALANGIENNES

Normal, bon et passable

Avant-bras en supination. Stabiliser les métacarpiens.

Le sujet fléchit les doigts au niveau des métacarpophalangiennes, en maintenant les interphalangiennes en extension.

La résistance est appliquée à la face palmaire des premières phalanges.

L'extension des articulations interphalangiennes proximales et distales doit être réalisée simultanément, métacarpophalangiennes en flexion car l'extension des interphalangiennes représente une partie de l'action principale des lombricaux.

Le sujet fléchit les doigts dans toute l'amplitude du mouvement pour une cotation « passable ».

Note : la résistance doit être appliquée sur chaque doigt de manière individuelle en raison des variations dans la force des lombricaux et de leur innervation différente.

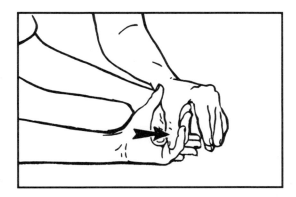

Médiocre

Avant-bras et poignet en position intermédiaire.

Stabiliser les métacarpiens.

Le sujet fléchit les métacarpophalangiennes dans toute l'amplitude du mouvement, interphalangiennes en extension, pour une cotation « médiocre ».

Trace et zéro

La contraction des lombricaux peut être retrouvée en exerçant une légère pression à la face palmaire des premières phalanges lors d'une tentative de flexion des métacarpophalangiennes.

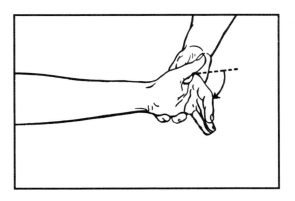

MUSCLES PRINCIPAUX *(Suite)*

MUSCLE	ORIGINE	TERMINAISON
Interosseux palmaires *(Interosseus palmaris)* Inn. : Cubital (C8, D1)	a. Sur toute la longueur de la face palmaire des 2e, 4e et 5e métacarpiens	a. Base des premières phalanges des doigts correspondants : le 1er et le 2e sur le bord cubital du pouce et de l'index, le 3e et le 4e sur le bord radial de l'annulaire et de l'auriculaire b. Aponévrose dorsale d'extension du doigt correspondant
Muscles accessoires Court fléchisseur du petit doigt Fléchisseur commun superficiel des doigts Fléchisseur commun profond des doigts		

DOIGTS : FLEXION DES ARTICULATIONS INTERPHALANGIENNES PROXIMALES ET DISTALES

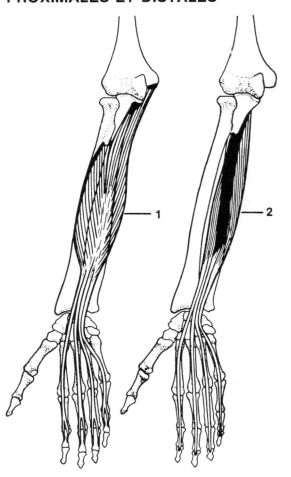

Vue palmaire : avant-bras et main
1. Fléchisseur commun superficiel des doigts
2. Fléchisseur commun profond des doigts

Amplitude du mouvement :

Proximale - 0 à 110-120 degrés
Distale - 0 à 80-90 degrés

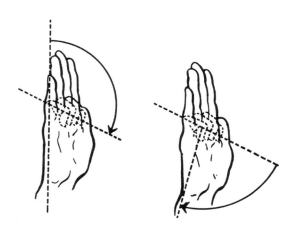

Facteur limitant le mouvement :

Tension de l'aponévrose dorsale d'extension.

Mesure :

Assis, coude et avant-bras reposant sur la table, poignet en légère extension pour réduire la tension des extenseurs des doigts. Commencer par mesurer les interphalangiennes proximales puis les interphalangiennes distales.

Le goniomètre est placé à la face dorsale des premières, deuxièmes et troisièmes phalanges.

FLEXION DES ARTICULATIONS INTERPHALANGIENNES PROXIMALES DES DOIGTS

MUSCLE PRINCIPAL

MUSCLE	ORIGINE	TERMINAISON
Fléchisseur commun superficiel *(Flexor digitorum superficialis)* Inn. : Médian (C7, C8, D1)	a. Chef huméral : Epitrochlée par le tendon commun aux épitrochléens b. Chef cubital : Bord interne de l'apophyse coronoïde du cubitus c. Chef radial : Ligne oblique du radius de la tubérosité bicipitale à l'insertion du rond pronateur	a. Par 4 tendons qui se divisent en 2 languettes contournant le tendon correspondant au fléchisseur profond pour s'insérer latéralement à la face antérieure de la 2e phalange
(suite page 133)		

DOIGTS : FLEXION DES ARTICULATIONS INTERPHALANGIENNES PROXIMALES ET DISTALES

FLEXION DES INTERPHALANGIENNES PROXIMALES (FLECHISSEUR COMMUN SUPERFICIEL DES DOIGTS)

Normal et bon

Avant-bras en supination, poignet en position intermédiaire, doigts en extension.
Stabiliser la première phalange.
Le sujet fléchit la deuxième phalange, la résistance est appliquée à la face palmaire de celle-ci.

Passable et médiocre

Le sujet fléchit la deuxième phalange dans toute l'amplitude du mouvement pour la cotation « passable » et en partie pour la cotation « médiocre ».

FLEXION DES INTERPHALANGIENNES DISTALES DES DOIGTS (FLECHISSEUR COMMUN PROFOND DES DOIGTS)

Normal et bon

Avant-bras en supination, poignet en position intermédiaire, doigts en extension.
Stabiliser la deuxième phalange.
Le sujet fléchit la troisième phalange, la résistance est appliquée à la face palmaire de celle-ci.

Passable et médiocre

Le sujet fléchit la troisième phalange dans toute l'amplitude du mouvement pour une cotation « passable » et en partie pour une cotation « médiocre ».

Trace et zéro

Le fléchisseur commun profond peut être perçu à la face palmaire de la deuxième phalange.

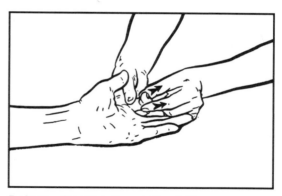

Doigts : flexion des articulations interphalangiennes distales.

Note : maintenir en extension les métacarpophalangiennes des doigts adjacents au doigt examiné pour éviter toute compensation par le fléchisseur commun profond.
Une flexion du poignet entraîne une « détente » des longs fléchisseurs des doigts en augmentant la tension des extenseurs longs des doigts perturbant ainsi l'obtention d'une flexion complète.
Une extension du poignet entraîne une tension des longs fléchisseurs des doigts qui provoque une flexion passive des interphalangiennes (effet de ténodèse*).

* N.D.L.T.

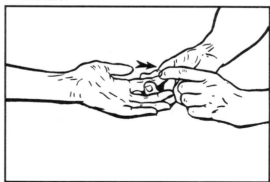

FLEXION DES ARTICULATIONS INTERPHALANGIENNES DISTALES DES DOIGTS

MUSCLE PRINCIPAL

MUSCLE	ORIGINE	TERMINAISON
Fléchisseur commun profond *(Flexor digitorum profondus)* Inn. : Cubital (C8-D1) et médian (C8-D1)	a. 3/4 supérieurs de la face antérieure et de la face interne du cubitus b. 3/4 supérieurs de la face profonde de l'aponévrose antibrachiale c. Bord interne de l'apophyse coronoïde	a. Bases des phalangettes des 4 derniers doigts (par des tendons perforant ceux du fléchisseur commun superficiel)

DOIGTS : EXTENSION DES ARTICULATIONS METACARPOPHALANGIENNES

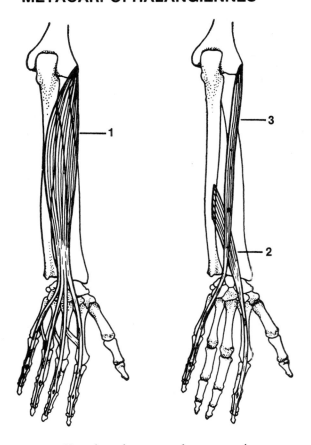

Vue dorsale : avant-bras et main
1. Extenseur commun des doigts
2. Extenseur propre de l'index
3. Extenseur propre du cinquième doigt

Amplitude du mouvement :

0 à 20-30 degrés

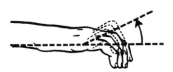

Facteurs limitant le mouvement :

1. Tension des ligaments palmaires et latéraux.
2. Tension des fléchisseurs des doigts.

Mesure :

Assis, avant-bras reposant sur la table, en position intermédiaire. Flexion partielle des interphalangiennes. Métacarpophalangiennes en extension.

1. Placer le bras fixe du goniomètre sur la face dorsale de chaque métacarpien évalué.
2. Le bras mobile est appliqué sur la face dorsale de la première phalange.

MUSCLES PRINCIPAUX

Muscle	Origine	Terminaison
Extenseur commun des doigts *(Extensor digitorum)* Inn. : Radial (C6, C7, C8)	a. Epicondyle par le tendon commun des épicondyliens	a. Par 4 tendons à la base des 2e et 3e phalanges des 4 doigts ; au-delà des métacarpophalangiennes, 2 languettes latérales se réunissent au-dessus de la 2e phalange et s'insèrent à la base de la 3^e
Extenseur propre de l'index *(Extensor indicis)* Inn. : Radial (C6, C7, C8)	a. Face postérieure du cubitus au-dessus de l'origine du long extenseur du pouce	a. Se place au bord interne du tendon de l'extenseur commun qui gagne l'index pour se terminer dans l'aponévrose dorsale d'extension
Extenseur propre du cinquième doigt *(Extensor digiti minimi)* Inn. : Radial (C6, C7, C8)	a. Epicondyle par le tendon commun des épicondyliens	a. Union au tendon de l'extenseur commun sur la face dorsale de la première phalange du 5e doigt.

DOIGTS : EXTENSION DES ARTICULATIONS MÉTACARPOPHALANGIENNES

Normal, bon et passable

Avant-bras en pronation ; poignet en position intermédiaire, doigts fléchis.

Stabiliser les métacarpiens.

Le sujet réalise une extension des métacarpophalangiennes, les interphalangiennes étant en légère flexion. La résistance est appliquée à la face dorsale des premières phalanges. Le sujet étend les métacarpophalangiennes dans toute l'amplitude du mouvement pour une cotation « passable ».

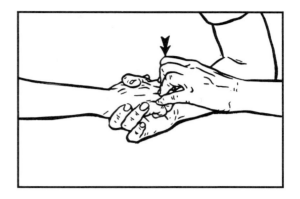

Note : la résistance doit être appliquée séparément sur chaque doigt. L'extenseur propre de l'index facilite l'extension de l'index et l'extenseur propre du V, celle du cinquième doigt.

La moindre extension du poignet entraîne une « détente » des extenseurs longs des doigts en augmentant la tension des fléchisseurs longs des doigts perturbant ainsi l'extension complète.

Une flexion du poignet provoque la mise en tension des extenseurs longs des doigts ce qui entraîne une extension passive de la métacarpophalangienne (effet de ténodèse*).

Médiocre

Avant-bras et poignet en position intermédiaire, doigts fléchis.

Stabiliser les métacarpiens.

Le sujet étend les métacarpophalangiennes dans toute l'amplitude du mouvement pour une cotation « médiocre ».

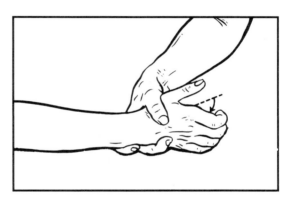

Trace et zéro

Les tendons des extenseurs des doigts peuvent être facilement localisés à la face dorsale de la main où ils enjambent les métacarpiens.

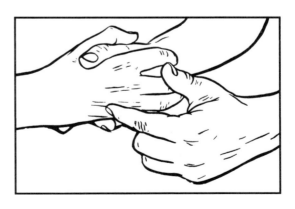

* N.D.L.T.

DOIGTS : ABDUCTION

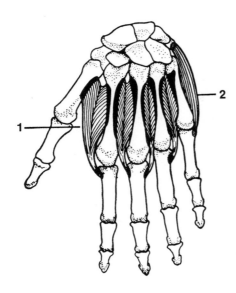

Vue dorsale
1. Interosseux dorsaux
2. Abducteur du petit doigt

Amplitude du mouvement :

0 à 20-25 degrés

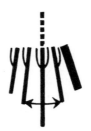

Facteur limitant le mouvement :

Tension des aponévroses et des parties molles interdigitales.

Mesure :

Assis, avant-bras reposant sur la table, en pronation, paume à plat. Doigts en abduction. (Le majeur reste en ligne mais il peut être activement mobilisé en abduction ou en adduction).

1. Placer le bras fixe du goniomètre à la face dorsale de chaque métacarpien.
2. Le bras mobile est appliqué sur la première phalange de chaque doigt étudié.

MUSCLES PRINCIPAUX

MUSCLE	ORIGINE	TERMINAISON
Interosseux dorsaux *(Interosseux dorsalis)* Inn. : Cubital (C8, D1)	a. Par 2 chefs qui naissent des bords adjacents des métacarpiens entre lesquels ils se situent	a. Sur l'appareil extenseur et la base des phalanges proximales des 4 doigts : le 1er et le 2e sur le bord radial de l'index et du médius ; le 3e et le 4e sur le bord cubital du médius et de l'annulaire
Abducteur du petit doigt *(Abductor digiti minimi)* Inn. : Cubital (C8, D1)	a. Pisiforme b. Tendon du cubital antérieur	Le tendon se divise en 2 expansions : a. Tubercule interne de la base de la 1re phalange du 5e doigt b. Bord interne du tendon extenseur

DOIGTS : ABDUCTION

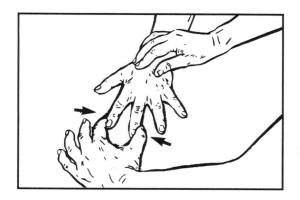

Normal et bon

(Test pour les 1er et 3e interosseux dorsaux)

Avant-bras en pronation, main reposant sur la table, doigts en extension et en adduction.

Stabiliser les métacarpiens.

Le sujet réalise une abduction des doigts.

La résistance est appliquée au bord radial de l'index et au bord cubital du majeur, au niveau de la première phalange pour évaluer les doigts séparément.

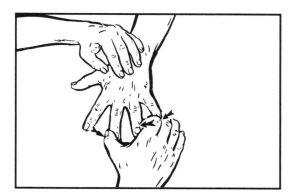

Normal et bon

(Test pour les 2e et 4e interosseux dorsaux et l'abducteur du V)

Le sujet réalise une abduction des doigts.

La résistance est appliquée au bord cubital de l'annulaire et de l'auriculaire et au bord radial du majeur.

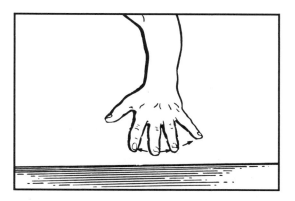

Passable et médiocre

Avant-bras en pronation, main reposant sur la table, doigts en extension et en adduction.

Le sujet réalise une abduction des doigts dans toute l'amplitude du mouvement pour une cotation « passable » et partiellement pour une cotation « médiocre ». Le majeur doit être mobilisé aussi bien en direction radiale que cubitale.

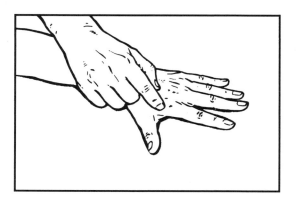

Trace et zéro

Les interosseux dorsaux sont en situation profonde intermétacarpienne à la face dorsale de la main. L'abducteur du V est aisément palpable au bord externe du 5e métacarpien. (Le 1er interosseux dorsal peut être mis en évidence comme indiqué sur la figure ci-contre).

DOIGTS : ADDUCTION

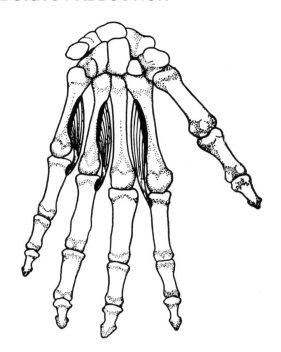

Vue palmaire
Interosseux palmaires

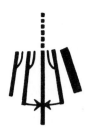

Amplitude du mouvement :

20-25 à 0 degrés

Facteur limitant le mouvement :

Contact des doigts.

Mesure :

Assis, avant-bras et main reposant sur la table en pronation. Doigts en adduction.
Les bras du goniomètre sont appliqués de manière identique à l'abduction des doigts.

MUSCLES PRINCIPAUX

MUSCLE	ORIGINE	TERMINAISON
Interosseux palmaires *(Interosseus palmaris)* Inn. : Cubital (C8, D1)	a. Sur toute la longueur du bord cubital du 2ᵉ métacarpien et du bord radial des 4ᵉ et 5ᵉ métacarpiens	a. Base de la 1ʳᵉ phalange du doigt correspondant : le 2ᵉ sur le bord cubital de l'index, les 3ᵉ et 4ᵉ sur le bord radial de l'annulaire et de l'auriculaire b. Expansion aponévrotique dorsale unie au tendon extenseur du doigt correspondant

DOIGTS : ADDUCTION

Normal et bon

Avant-bras en pronation, doigts en extension et en abduction.
Le sujet réalise une adduction des doigts.

La résistance est appliquée sur la première phalange de l'index, de l'annulaire et de l'auriculaire en tendant à écarter ces doigts de l'axe de la main représenté par le majeur.

Evaluer chaque doigt séparément.

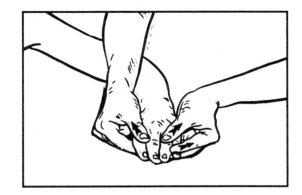

Passable et médiocre

Avant-bras en pronation, main reposant sur la table, doigts en extension et en abduction.

Le sujet réalise une adduction des doigts dans toute l'amplitude du mouvement pour une cotation « passable » et dans une amplitude partielle pour une cotation « médiocre ».

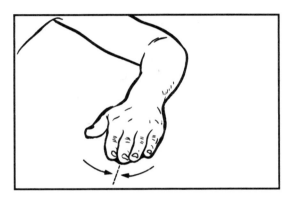

Trace et zéro

Une contraction des interosseux palmaires peut être mise en évidence en tentant d'écarter l'index, l'annulaire et l'auriculaire du majeur lorsque le sujet tente de rapprocher ses doigts de l'axe de la main.

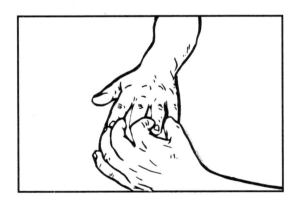

POUCE : FLEXION DE LA MÉTACARPOPHALANGIENNE ET DE L'INTERPHALANGIENNE

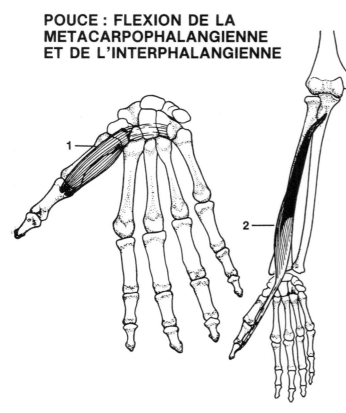

Amplitude du mouvement :

Flexion de la métacarpophalangienne : de 0 à 60-70 degrés

Flexion de l'interphalangienne : de 0 à 80-90 degrés

Facteurs limitant le mouvement :

Tension des tendons des extenseurs du pouce.

Mesure :

Assis, avant-bras reposant sur la table en position intermédiaire entre pronation et supination, poignet en légère extension pour relâcher la tension des extenseurs longs du pouce.

Le goniomètre est appliqué à la face dorsale du premier métacarpien, de la première et de la deuxième phalanges pour mesurer la flexion de la métacarpophalangienne et de l'interphalangienne du pouce.

Vue palmaire : avant-bras et main
1. Court fléchisseur du pouce
2. Long fléchisseur du pouce

FLEXION DE L'ARTICULATION MÉTACARPOPHALANGIENNE DU POUCE

MUSCLES PRINCIPAUX

MUSCLE	ORIGINE	TERMINAISON
Court fléchisseur du pouce *(Flexor pollicis brevis)* Faisceau superficiel Inn. : Median (C6, C7) Faisceau profond Inn. : Cubital (arcade palmaire profonde)	Faisceau superficiel : a. Bord inférieur du ligament annulaire antérieur du carpe b. Crête du trapèze Faisceau profond : a. Face antérieure du trapézoïde et du grand os	a. Sésamoïde externe du pouce a. Tubercule externe de la première phalange du pouce

FLEXION DE L'INTERPHALANGIENNE DU POUCE

MUSCLE PRINCIPAL

MUSCLE	ORIGINE	TERMINAISON
Long fléchisseur du pouce *(Flexor pollicis longus)* Inn. : Médian (C8, D1)	a. Face antérieure du radius, de la tubérosité bicipitale à la zone d'insertion du carré pronateur b. Membrane interosseuse c. Bord externe de l'apophyse coronoïde et épitrochlée	a. Base de la 2e phalange du pouce

POUCE : FLEXION
DE LA METACARPOPHALANGIENNE
ET DE L'INTERPHALANGIENNE

Flexion de la métacarpophalangienne du pouce

Normal et bon

Avant-bras en supination, poignet en position intermédiaire.
Stabiliser le premier métacarpien.
Le sujet fléchit la première phalange du pouce, la deuxième phalange est relâchée.
La résistance est appliquée à la face palmaire de la première phalange.

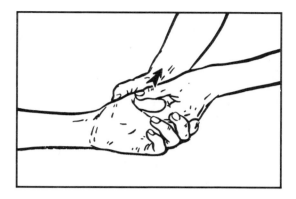

Passable et médiocre

Le sujet fléchit la première phalange du pouce dans toute l'amplitude du mouvement pour une cotation « passable » et partiellement pour une cotation « médiocre ».

Trace et zéro

Une contraction du court fléchisseur du pouce peut être recherchée par la palpation de la face palmaire du premier métacarpien (en dedans du court abducteur du pouce), lorsque le sujet tente de réaliser une flexion du pouce.
Eviter toute flexion de l'interphalangienne du pouce car le long fléchisseur du pouce entrerait alors en jeu.

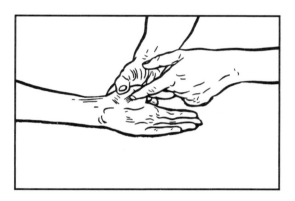

Flexion de l'interphalangienne du pouce

Normal et bon

Avant-bras en supination, poignet en position intermédiaire.
Stabiliser la première phalange du pouce.
Le sujet fléchit la deuxième phalange (le mouvement s'effectue dans le plan de la paume). La résistance est appliquée à la face palmaire de la deuxième phalange du pouce.

Passable et médiocre

Le sujet fléchit la deuxième phalange dans toute l'amplitude du mouvement pour une cotation « passable » et partiellement pour une cotation « médiocre ».

Trace et zéro

Le tendon du long fléchisseur du pouce est à rechercher à la face palmaire de la première phalange du pouce (selon illustration ci-contre).

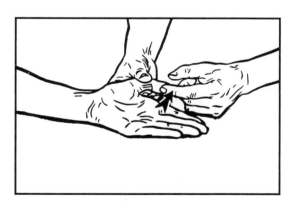

POUCE : EXTENSION DE LA MÉTACARPOPHALANGIENNE ET DE L'INTERPHALANGIENNE

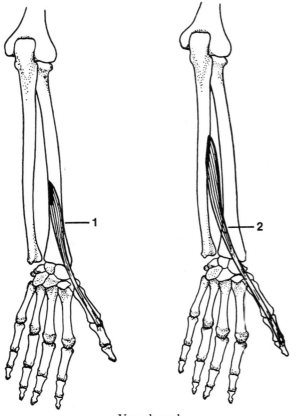

Vue dorsale
1. Court extenseur du pouce
2. Long extenseur du pouce

Amplitude du mouvement :

Extension de la métacarpophalangienne : de 60-70 à 0 degrés

Extension de l'interphalangienne : de 80-90 à 0 degrés

Facteur limitant le mouvement :

Tension des ligaments antérieurs et des ligaments latéraux du pouce.

Mesure :

Assis, avant-bras en position intermédiaire, poignet en légère flexion pour réduire la tension du long fléchisseur du pouce.

Le goniomètre est placé dans la même position que pour la mesure de la flexion de la métacarpophalangienne et de l'interphalangienne du pouce.

EXTENSION DE L'ARTICULATION MÉTACARPOPHALANGIENNE DU POUCE

MUSCLE PRINCIPAL

Muscle	Origine	Terminaison
Court extenseur du pouce *(Extensor pollicis brevis)* Inn. : Radial (C6, C7, C8)	a. Face postérieure du radius au-dessous du long abducteur du pouce b. Membrane interosseuse	a. Face dorsale de la base de la première phalange du pouce

EXTENSION DE L'INTERPHALANGIENNE DU POUCE

MUSCLE PRINCIPAL

Muscle	Origine	Terminaison
Long extenseur du pouce *(Extensor pollicis longus)* Inn. : Radial (C6, C7)	a. 1/3 moyen de la face postérieure du cubitus au-dessous du long abducteur du pouce b. Membrane interosseuse	a. Face dorsale de la base de la deuxième phalange du pouce

POUCE : EXTENSION
DE LA METACARPOPHALANGIENNE
ET DE L'INTERPHALANGIENNE

EXTENSION DE LA METACARPOPHALANGIENNE DU POUCE

Normal et bon

Avant-bras et poignet en position intermédiaire.
Stabiliser le premier métacarpien.
Le sujet étend la première phalange du pouce.
La résistance est appliquée à la face dorsale de la première phalange.

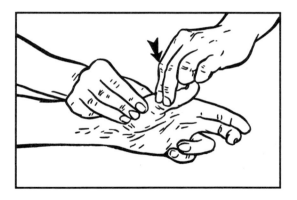

Passable et médiocre

Le sujet étend la première phalange du pouce dans toute l'amplitude du mouvement pour une cotation « passable » et partiellement pour une cotation « médiocre » (non illustré).

Trace et zéro

Le tendon du court extenseur du pouce peut être palpé à la base du premier métacarpien entre le tendon du long abducteur et celui du long extenseur du pouce.

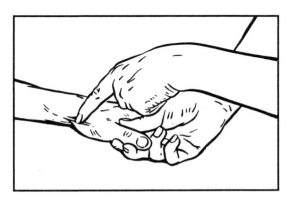

EXTENSION DE L'INTERPHALANGIENNE DU POUCE

Normal et bon

Avant-bras et poignet en position intermédiaire.
Stabiliser la première phalange du pouce.
Le sujet étend la deuxième phalange du pouce (le mouvement s'effectue dans le plan de la paume). La résistance est appliquée à la face dorsale de la deuxième phalange du pouce.

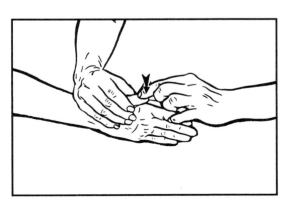

Passable et médiocre

Le sujet étend la deuxième phalange dans toute l'amplitude du mouvement pour une cotation « passable » et partiellement pour une cotation « médiocre » (non illustré).

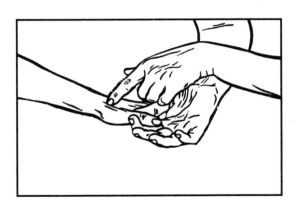

Trace et zéro

Le tendon du long extenseur du pouce peut être palpé à la face dorsale de la main entre la tête du premier métacarpien et la base du second. Il peut être aussi recherché à la face dorsale de la première phalange.

POUCE : ABDUCTION

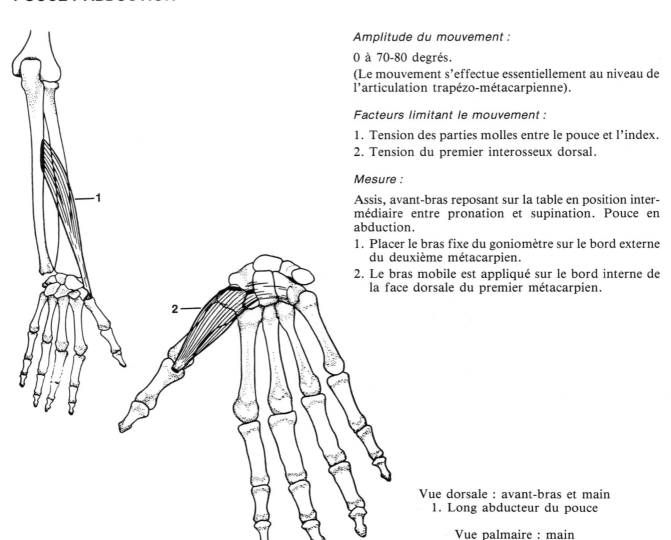

Amplitude du mouvement :

0 à 70-80 degrés.

(Le mouvement s'effectue essentiellement au niveau de l'articulation trapézo-métacarpienne).

Facteurs limitant le mouvement :

1. Tension des parties molles entre le pouce et l'index.
2. Tension du premier interosseux dorsal.

Mesure :

Assis, avant-bras reposant sur la table en position intermédiaire entre pronation et supination. Pouce en abduction.

1. Placer le bras fixe du goniomètre sur le bord externe du deuxième métacarpien.
2. Le bras mobile est appliqué sur le bord interne de la face dorsale du premier métacarpien.

Vue dorsale : avant-bras et main
1. Long abducteur du pouce

Vue palmaire : main
2. Court abducteur du pouce

MUSCLES PRINCIPAUX

Muscle	Origine	Terminaison
Long abducteur du pouce *(Abductor pollicis longus)* Inn. : Radial (C6, C7)	a. Versant externe de la face postérieure du cubitus au-dessous du court supinateur b. Tiers moyen de la face postérieure du radius	a. Versant externe de la base du premier métacarpien
Court abducteur du pouce *(Abductor pollicis brevis)* Inn. : Médian (C6, C7)	a. Tubercule du scaphoïde b. Crête du trapèze c. Ligament annulaire antérieur du carpe	a. Tubercule externe de la base de la première phalange du pouce b. Expansion tendineuse sur le bord externe du tendon du long extenseur du pouce
Muscle accessoire Petit palmaire		

POUCE : ABDUCTION

Normal et bon

Avant-bras en supination, poignet en position intermédiaire.

Stabiliser les quatre derniers métacarpiens et le poignet.

Le sujet porte son pouce vers le haut dans toute l'amplitude de l'abduction.

La résistance est appliquée sur le bord externe de la première phalange du pouce pour évaluer le court abducteur du pouce et sur l'extrémité distale du métacarpien pour évaluer le long abducteur du pouce.

Si le long abducteur est prévalent sur le court abducteur, le pouce déviera vers le bord externe de la main.

Si le court abducteur est prévalent, il déviera vers le bord interne.

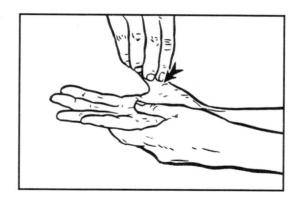

Passable et médiocre

Avant-bras en supination, poignet en position intermédiaire (sur le schéma, l'avant-bras est en légère pronation pour mieux montrer l'amplitude du mouvement).

Stabiliser les métacarpiens et le poignet.

Le sujet réalise une abduction du pouce dans toute l'amplitude du mouvement pour une cotation « passable » et partiellement pour une cotation « médiocre ».

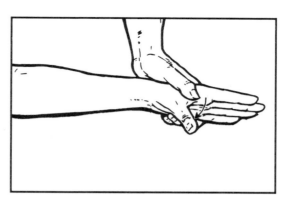

Trace et zéro

Les faisceaux musculaires du court abducteur du pouce peuvent être palpés aisément sur l'éminence thénar en dehors du court fléchisseur du pouce. Le tendon du long abducteur du pouce peut être palpé près de sa terminaison sur le bord radial de la base du premier métacarpien, c'est le tendon le plus externe du poignet (ce dernier non illustré).

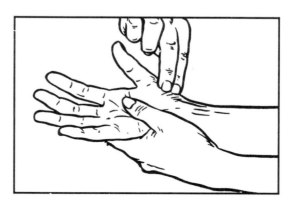

POUCE : ADDUCTION

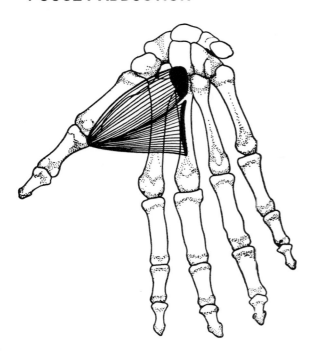

Vue palmaire
Adducteur du pouce :
faisceau oblique et faisceau transverse

Amplitude du mouvement :

70-80 à 0 degrés.

(Le mouvement s'effectue essentiellement au niveau de l'articulation trapézo-métacarpienne).

Facteur limitant le mouvement :

Contact du pouce avec le deuxième métacarpien.

Mesure :

Assis, avant-bras reposant sur la table en position intermédiaire entre pronation et supination. Pouce en adduction.

Le goniomètre est placé dans la même position que pour l'abduction du pouce.

MUSCLES PRINCIPAUX

Muscle	Origine	Terminaison
Adducteur du pouce *(Adductor pollicis longus)* (faisceau oblique) Inn. : Cubital, branche palmaire profonde (C8, D1)	a. Grand os - Trapézoïde b. Face antérieure des bases des 2e et 3e métacarpiens c. Ligaments carpien et carpométacarpien	a. S'unit au tendon du court fléchisseur du pouce et au faisceau transverse de l'adducteur du pouce pour s'insérer à la base de la première phalange du pouce sur le sésamoïde interne b. Petit faisceau externe du court fléchisseur du pouce et du faisceau oblique de l'adducteur
Adducteur du pouce *(Adductor pollicis brevis)* (faisceau transverse) Inn. : Cubital (C8, D1)	a. Deux-tiers inférieurs de la face antérieure du troisième métacarpien	a. Faisceau interne du court fléchisseur du pouce et du faisceau oblique de l'adducteur sur le tubercule interne de la base de la première phalange du pouce

POUCE : ADDUCTION

Normal et bon

Avant-bras en pronation, poignet en position intermédiaire.
Stabiliser les quatre derniers métacarpiens.
Le sujet réalise une adduction du pouce.
La résistance est appliquée sur le bord interne de la première phalange.

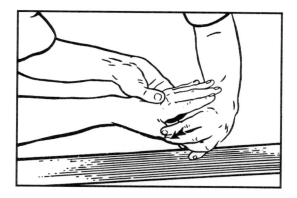

Passable et médiocre

Avant-bras en pronation, poignet en position intermédiaire (sur le schéma, l'avant-bras est en légère supination pour mieux illustrer l'amplitude du mouvement).
Stabiliser les métacarpiens.
Le sujet réalise une adduction du pouce dans toute l'amplitude du mouvement pour une cotation « passable » et partiellement pour une cotation « médiocre ».

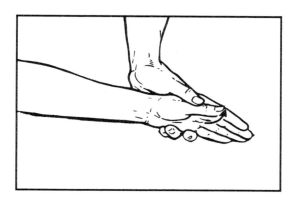

Trace et zéro

Les faisceaux musculaires peuvent être palpés entre le premier interosseux dorsal et le premier métacarpien.

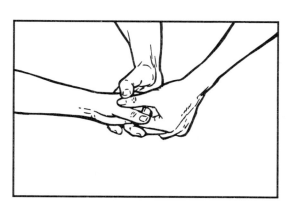

Les long et court fléchisseurs du pouce peuvent faciliter un mouvement du pouce vers la paume. Le sujet doit garder ses muscles relâchés au cours du test.

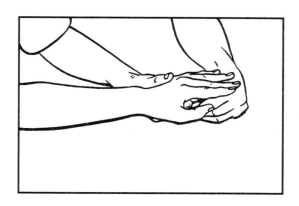

POUCE - AURICULAIRE : OPPOSITION

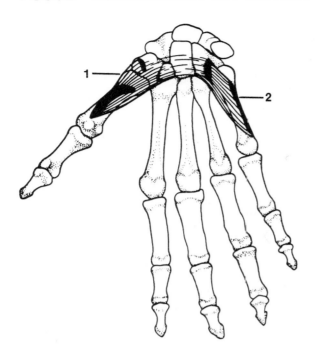

Amplitude du mouvement :

La pulpe du pouce doit venir au contact de celle de l'auriculaire, en opposant le premier et le cinquième métacarpien.

Facteurs limitant le mouvement :

1. Tension du ligament transverse intermétacarpien palmaire (limitant les mouvements du cinquième métacarpien).
2. Tension des tendons des extenseurs du pouce et de l'auriculaire.

Fixation du mouvement :

Poids de l'avant-bras et de la main.

Vue palmaire
1. Opposant du pouce
2. Opposant de l'auriculaire

MUSCLES PRINCIPAUX

Muscle	Origine	Terminaison
Opposant du pouce *(Opponens pollicis)* Inn. : Médian (C6, C7)	a. Crête du trapèze b. Ligament annulaire antérieur du carpe	a. Sur toute la longueur du bord radial du premier métacarpien
Opposant du petit doigt *(Opponens digiti minimi)* Inn. : Cubital (C8, D1)	a. Apophyse unciforme de l'os crochu b. Ligament annulaire antérieur du carpe	a. Sur toute la longueur du bord cubital du cinquième métacarpien.
Muscles accessoires A partir de la position normale de repos, l'abduction du pouce doit précéder l'opposition. En conséquence les long et court abducteurs du pouce sont à considérer comme des muscles accessoires dans le mouvement global d'opposition.		

POUCE - AURICULAIRE : OPPOSITION

Normal et bon

Avant-bras en supination, poignet en position intermédiaire.

Le sujet amène la pulpe du pouce au contact de la pulpe de l'auriculaire.

Le premier et le cinquième métacarpiens effectuent une rotation de sens opposé vers l'axe de la main. Le mouvement ne doit pas mettre en jeu d'autres muscles que les opposants.

La résistance est appliquée sur l'extrémité distale de la face antérieure des premier et cinquième métacarpiens et s'oppose à la rotation de ces derniers.

Les deux muscles sont évalués séparément.

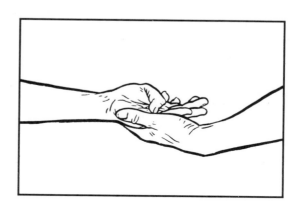

Passable et médiocre

Le sujet porte le pouce et l'auriculaire dans toute l'amplitude de l'opposition pour une cotation « passable » et partiellement pour une cotation « médiocre ».

Les deux muscles sont évalués séparément.

Trace et zéro

La saillie de l'opposant du pouce doit être recherchée en dehors du court abducteur du pouce et la terminaison de l'opposant du V sur le bord externe du cinquième métacarpien. Ces muscles de l'opposition se situent dans un plan profond par rapport aux abducteurs et aux fléchisseurs courts. Ils sont difficilement palpés sauf si les muscles superficiels ne sont pas fonctionnels.

Les long et court fléchisseurs du pouce peuvent amener le pouce en travers de la main en direction de l'auriculaire. Ce mouvement s'effectue dans le plan de la paume et doit être distingué de l'opposition proprement dite.

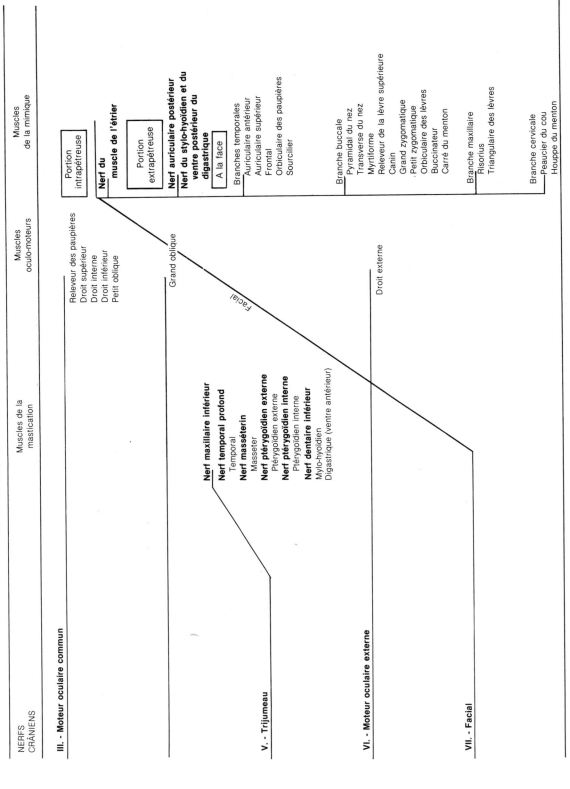

INNERVATION DES MUSCLES DE LA MASTICATION ET DE LA MIMIQUE

NERFS
CRÂNIENS

Muscles de la mastication

Muscles oculo-moteurs

Muscles de la mimique

III. - Moteur oculaire commun

Releveur des paupières
Droit supérieur
Droit interne
Droit inférieur
Petit oblique

Portion intrapétreuse

Nerf du muscle de l'étrier

Portion extrapétreuse

Nerf auriculaire postérieur
Nerf du stylo-hyoïdien et du ventre postérieur du digastrique

A la face

Branches temporales
Auriculaire antérieur
Auriculaire supérieur
Frontal
Orbiculaire des paupières
Sourcilier

V. - Trijumeau

Grand oblique

Facial

Nerf maxillaire inférieur
Nerf temporal profond
Temporal
Nerf massétérin
Masséter
Nerf ptérygoïdien externe
Ptérygoïdien externe
Nerf ptérygoïdien interne
Ptérygoïdien interne
Nerf dentaire inférieur
Mylo-hyoïdien
Digastrique (ventre antérieur)

Branche buccale
Pyramidal du nez
Transverse du nez
Myrtiforme
Releveur de la lèvre supérieure
Canin
Grand zygomatique
Petit zygomatique
Orbiculaire des lèvres
Buccinateur
Carré du menton

VI. - Moteur oculaire externe

Droit externe

Branche maxillaire
Risorius
Triangulaire des lèvres

VII. - Facial

Branche cervicale
Peaucier du cou
Houppe du menton

FACE

Le bilan des muscles de la face, ne nécessite aucune position particulière, et, mis à part les muscles masticateurs, ils n'impliquent que des mouvements très fins. Les cotations qui peuvent être utilisées sont les suivantes : *zéro* lorsqu'aucune contraction ne peut être déclenchée ; *trace* pour une contraction a minima ; *passable*, lorsque le mouvement se fait avec difficulté et *normal* s'il se fait avec aisance et maîtrise. Les muscles masticateurs peuvent être testés contre résistance.

MUSCLES DU FRONT ET DU NEZ

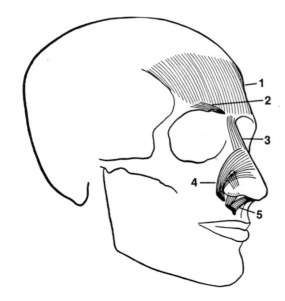

1. Frontal
2. Sourcilier
3. Pyramidal
4. Transverse du nez
5. Myrtiforme

MUSCLES PRINCIPAUX

Muscle	Origine	Terminaison
Frontal (Frontalis) Inn. : Branches temporales du facial (VII)	Les faisceaux internes sont en continuité avec les fibres charnues du pyramidal du nez, les faisceaux moyens et latéraux sont entrecroisés avec l'orbiculaire des paupières et le sourcilier	Aponévrose épicrânienne, entre la suture coronale et l'arcade orbitaire
Sourcilier (Corrugator supercilii) Inn. : Branches temporale et zygomatique du facial (VII)	Partie interne de l'arcade sourcilière	Face profonde des téguments du sourcil au-dessus de la partie moyenne de l'orbite
Pyramidal (Procerus) Inn. : Branches buccales du facial (VII)	Aponévrose recouvrant la partie basse de l'os propre du nez et la partie haute du cartilage latéral de l'aile du nez	Téguments de la région intersourcilière
Dilatateur des narines (Nasalis) Inn. : Branches buccales du facial (VII)	Chef transverse (compresseur) : Maxillaire supérieur, en haut et en dehors de la fosse incisive Chef alaire (dilatateur) : Cartilage de l'aile du nez	Mince aponévrose qui fusionne avec celle du côté opposé Face profonde des téguments de la pointe du nez
Myrtiforme (Depressor septi) Inn. : Branches buccales du facial (VII)	Fossette myrtiforme du maxillaire supérieur	Cloison et bord postérieur de l'aile du nez

MUSCLES DU FRONT ET DU NEZ

Frontal

Le sujet soulève les sourcils en ridant horizontalement le front (expression de surprise).

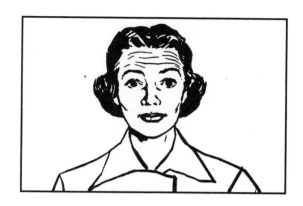

Sourcilier

Le sujet fronce les sourcils en formant des rides verticales (air renfrogné).

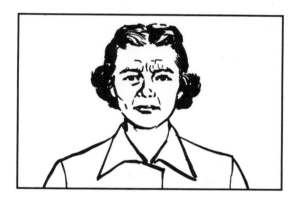

Pyramidal

Le sujet relève les bords latéraux des narines, en formant des rides obliques sur la racine du nez (expression de dégoût).

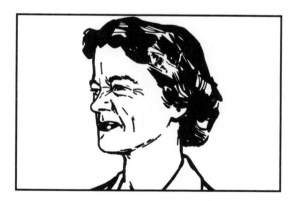

Transverse du nez et myrtiforme

Le sujet dilate les narines (transverse) puis les resserre (myrtiforme).

ŒIL : MUSCLES MOTEURS

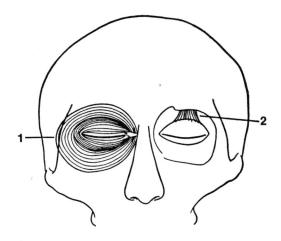

Aucun muscle moteur de l'œil n'a en pratique la possibilité d'agir de manière indépendante. Cependant l'action principale du droit externe et du droit interne est de porter le regard en dehors ou en dedans autour d'un axe vertical ; le grand oblique abaisse le regard, et le petit oblique l'élève. L'œil est également capable d'effectuer un mouvement de rotation selon un axe antéro-postérieur passant par le sommet de la cornée (mouvement de rotation interne et de rotation externe).

1. Orbiculaire des paupières
2. Releveur de la paupière supérieure

Action des muscles moteurs de l'œil

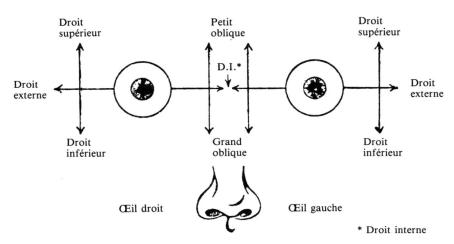

Action des muscles moteurs de l'œil

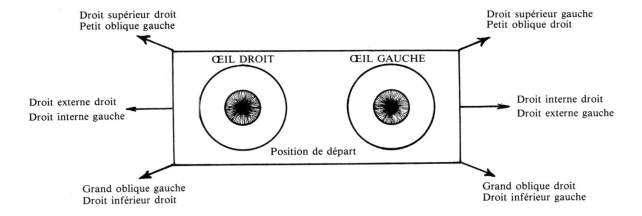

Muscles mis en jeu dans les mouvements conjugués des yeux pour les six directions principales du regard.

D'après Chusid, J.G., *Correlative Neuroanatomy and Functional Neurology,* 17e éd. Los Altos, Calif. Lange Medical Publications, 1979, page 94.

ŒIL : MUSCLES MOTEURS

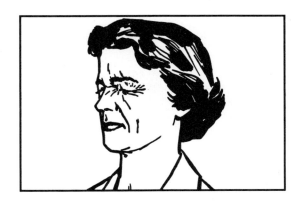

Orbiculaire des paupières

Le sujet ferme fortement les yeux.

Releveur de la paupière

Le sujet relève complètement les paupières supérieures lorsque les yeux regardent vers le haut.

Droit supérieur droit et petit oblique gauche

Le sujet porte le regard en haut et à droite.

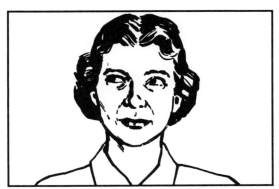

Grand oblique droit et droit inférieur gauche

Le sujet porte le regard en bas et à gauche.
Le droit interne et le droit externe peuvent être évalués en portant horizontalement le regard vers la droite et la gauche.

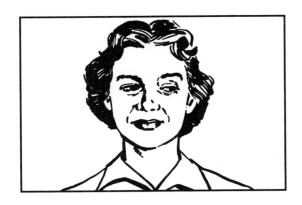

MUSCLES PRINCIPAUX

MUSCLE	ORIGINE	TERMINAISON
Orbiculaire des paupières *(Orbicularis oculi)* Inn. : Branches temporale et zygomatique du facial (VII)	Portion orbitaire : a. Partie nasale de l'os frontal b. Branche montante du maxillaire supérieur, en avant de la gouttière lacrymale c. Face antérieure du ligament palpébral interne Portion palpébrale : bifurcation du ligament palpébral interne Portion lacrymale : crête lacrymale postérieure	(Les fibres forment une ellipse fermée qui entoure l'orbite et diverge vers la tempe et vers la joue). Raphé palpébral externe. Se divise en deux languettes qui se fixent sur les cartilages tarses supérieur et inférieur, en dedans des sacs lacrymaux.
(Suite page 156)		

Muscle	Origine	Terminaison
Releveur de la paupière supérieure *(Levator palpebrae superioris)* Inn. : Moteur oculaire commun (III)	Face inférieure de la petite aile du sphénoïde, au-dessus du trou optique	Par une large aponévrose divisée en 3 couches : cutanée sur les téguments de la paupière supérieure, tarsale au bord supérieur du tarse supérieur et des insertions orbitaires sur la paroi externe de l'orbite
Droit supérieur *(Rectus superioris)* Inn. : Moteur oculaire commun (III)	Partie supérieure du tendon de Zinn	Dans la sclérotique
Droit inférieur *(Rectus inferioris)* Inn. : Moteur oculaire commun (III)	Partie inférieure du tendon de Zinn	Dans la sclérotique
Droit interne *(Rectus medialis)* Inn. : Moteur oculaire commun (III)	Partie interne du tendon de Zinn	Dans la sclérotique
Droit externe *(Rectus lateralis)* Inn. : Moteur oculaire externe (VI)	Partie externe du tendon de Zinn	Dans la sclérotique
Grand oblique *(Obliquus superioris)* Inn. : Pathétique (IV)	Sommet de l'orbite, au-dessus et en dedans du trou optique	Se dirige en avant et forme un tendon qui s'engage dans un anneau fibro-cartilagineux implanté dans la fossette trochléaire, et qui s'élargit pour se fixer à la partie supéro-externe du globe oculaire
Petit oblique *(Obliquus inferioris)* Inn. : Moteur oculaire commun (III)	Plancher de l'orbite en dehors du canal nasal	Se dirige en arrière et en dehors jusqu'à son insertion dans la sclérotique légèrement en arrière de l'oblique supérieur

ORIFICE BUCCAL :
MUSCLES MOTEURS

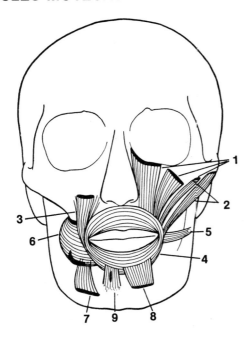

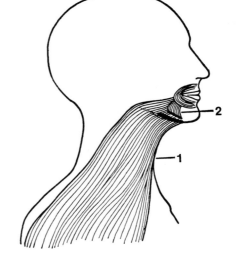

1. Releveur de la lèvre supérieure
2. Grand et petit zygomatiques
3. Canin
4. Orbiculaire des lèvres
5. Risorius
6. Buccinateur
7. Triangulaire des lèvres
8. Carré du menton
9. Houppe du menton

1. Peaucier du cou
2. Triangulaire des lèvres

MUSCLES PRINCIPAUX

Muscle	Origine	Terminaison
Orbiculaire des lèvres (*Orbicularis oris*) Inn. : Branches buccales du facial (VII)	a. Fibres fournies par les muscles voisins b. Deux faisceaux labiaux l'un à concavité inférieure, l'autre dont les fibres se rapprochent de l'horizontale	a. Se mêle aux fibres transverses et obliques du compresseur des lèvres (muscle de Klein) b. Muqueuse de la commissure labiale c. Face profonde des téguments
Petit zygomatique (*Zygomaticus minor*) Inn. : Branches buccales du facial (VII)	Face cutanée de l'os malaire sur la partie antérieure de la crête zygomatique	Face profonde des téguments de la lèvre supérieure en dedans de la commissure labiale

Orbiculaire des lèvres

Le sujet rapproche et comprime ses lèvres.

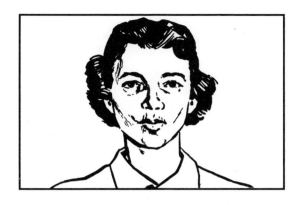

Elévateur de la lèvre supérieure et petit zygomatique

Le sujet élève la lèvre supérieure et la projette en avant.

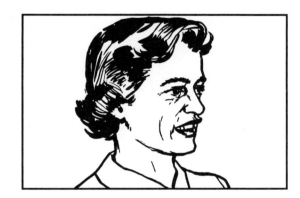

Canin

Le sujet relève le bord supérieur de sa lèvre d'un côté, sans relever la commissure (ricanement). (Non figuré).

Grand zygomatique

Le sujet porte les commissures des lèvres en haut et en dehors. (Sourire).

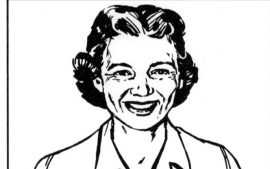
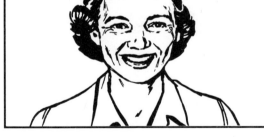

Risorius

Le sujet rapproche les lèvres et porte ses commissures latéralement (ironie).

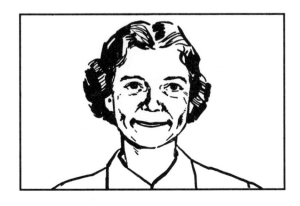

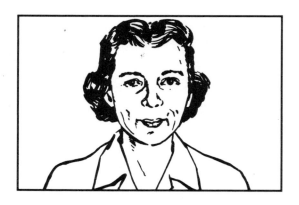

Buccinateur

Le sujet rapproche les lèvres et comprime les joues (souffle).

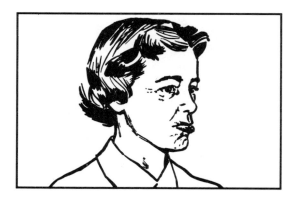

Carré du menton et houppe du menton

Le sujet élève la pointe du menton et avance la lèvre inférieure (il fait la moue).

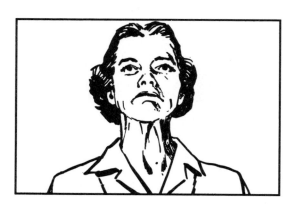

Triangulaire des lèvres et peaucier du cou

Le sujet porte ses commissures vers le bas fortement.

Muscle	Origine	Terminaison
Canin *(Levator anguli oris)* Inn. : Branches buccales du facial (VII)	Fosse canine	Commissure labiale en s'intriquant avec les zygomatiques, le triangulaire des lèvres et l'orbiculaire des lèvres
Grand zygomatique *(Zygomaticus major)* Inn. : Branches buccales du facial (VII)	Os malaire en avant de la suture temporale	Commissure labiale en s'intriquant au canin, au triangulaire des lèvres et à l'orbiculaire des lèvres
Risorius *(Risorius)* Inn. : Branche maxiliaire du facial (VII)	Aponévrose masséterine	Téguments de la commissure labiale
Buccinateur *(Buccinator)* Inn. : Branches buccales du facial (VII)	a. Face externe du bord alvéolaire des maxillaires supérieur et inférieur, le long des 3 dernières molaires b. Ligament ptérygo-maxillaire	Couche profonde des muscles des lèvres
Triangulaire des lèvres *(Depressor anguli oris)* Inn. : Branche maxillaire du facial (VII)	Ligne oblique externe du maxillaire inférieur	Commissure labiale
Carré du menton *(Depressor labii inferioris)* Inn. : Branches buccales du facial (VII)	Ligne oblique externe du maxillaire inférieur de la symphyse au trou mentonnier	Téguments de la lèvre inférieure, où il se mêle à l'orbiculaire des lèvres et au carré du menton controlatéral
Houppe du menton *(Mentalis)* Inn. : Branches du facial (VII)	Saillies alvéolaires des incisives du maxillaire inférieur	Face profonde des téguments de la région du menton
Peaucier du cou *(Platysma)* Inn. : Branche cervicale du facial (VII)	Fascia de recouvrement du faisceau supérieur des grands pectoraux et des deltoïdes	a. Les faisceaux antérieurs s'entrecroisent avec les faisceaux controlatéraux au-dessous et en arrière du menton. b. Les faisceaux postérieurs se terminent sur le maxillaire inférieur au-dessous de la ligne oblique externe ou se fondent dans les muscles de la commissure labiale.

MUSCLES MASTICATEURS

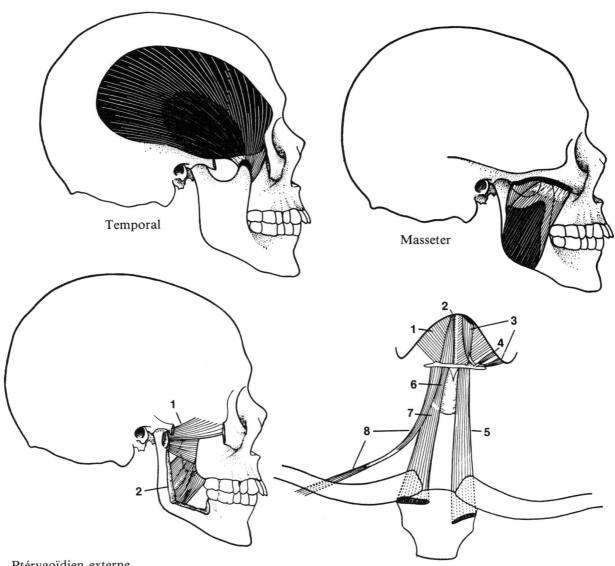

Temporal

Masseter

1. Ptérygoïdien externe
2. Ptérygoïdien interne

Vue antérieure

1. Mylo-hyoïdien
2. Génio-hyoïdien
3. Digastrique
4. Stylo-hyoïdien
5. Sterno-hyoïdien
6. Thyro-hyoïdien
7. Sterno-thyroïdien
8. Omo-hyoïdien

MUSCLES PRINCIPAUX

Muscle	Origine	Terminaison
Temporal *(Temporalis)* Inn. : Branches temporales profondes de la branche maxillaire du Trijumeau (V)	a. Fosse temporale b. Face profonde de l'aponévrose temporale	a. Face interne, sommet et bord antérieur de l'apophyse coronoïde du maxillaire inférieur b. Bord antérieur de la branche montante du maxillaire inférieur, presque jusqu'à la dernière molaire
(Suite page 164)		

MUSCLES MASTICATEURS

Temporal, masseter et ptérygoïdien interne

Le sujet serre les dents avec force.

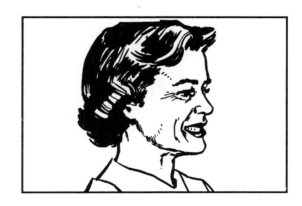

Ptérygoïdiens externe et interne (gauche)

Le sujet déplace sa mandibule unilatéralement en avant et vers la droite.

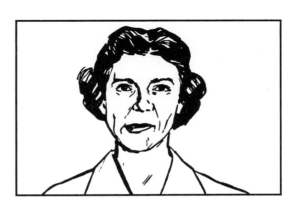

Digastrique et muscles sus-hyoïdiens
(l'os hyoïde est fixé par les muscles sous-hyoïdiens)

Le sujet abaisse sa mandibule.

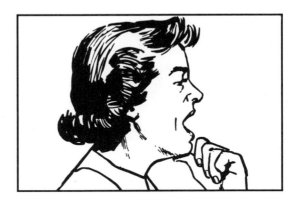

Muscle	Origine	Terminaison
Masséter *(Masseter)* Inn. : Nerf massétérin (Branche du trijumeau) (V)	Faisceau superficiel : a. Apophyse zygomatique du maxillaire supérieur b. Deux-tiers antérieurs du bord inférieur de l'arcade zygomatique Faisceau profond : a. Tiers postérieur du bord inférieur de l'arcade zygomatique b. Face interne de l'arcade zygomatique	Angle, face externe de la branche montante du maxillaire inférieur à sa moitié inférieure a. Face externe de la moitié supérieure de la branche montante du maxillaire inférieur b. Face externe de l'apophyse coronoïde
Ptérygoïdien externe *(Pterygoideus lateralis)* Inn. : Ptérygoïdien externe (Nerf maxillaire inférieur) (V)	Chef supérieur : a. Face externe de la grande aile du sphénoïde b. Crête sphénotemporale Chef inférieur : face externe de l'aile ext. de l'apophyse ptérygoïde	a. Fossette antéro-interne du col du condyle du maxillaire supérieur b. Bord antérieur du ménisque de l'articulation temporo-mandibulaire
Ptérygoïdien interne *(Pterygoideus medialis)* Inn. : Ptérygoïdien interne (Nerf maxillaire inférieur) (V)	a. Face interne de l'aile externe ptérygoïdienne b. Apophyse pyramidale du palatin (le 2e faisceau est externe par rapport au ptérygoïdien externe)	Face interne de la branche montante et de l'angle de la mâchoire
Mylo-hyoïdien *(Mylohyoideus)* Inn. : N. du Mylo-hyoïdien (branche du trijumeau V)	Ligne mylo-hyoïdienne à la face interne du maxillaire inférieur sur toute sa longueur, de la symphyse en avant à la dernière molaire	Corps de l'os hyoïde
Stylo-hyoïdien *(Stylohyoideus)* Inn. : Facial (VII)	Moitié supérieure de l'apophyse styloïde	Corps de l'os hyoïde, à l'union de la grande corne juste au-dessus de l'omo-hyoïdien
Muscles ci-dessous : voir tableau de l'innervation de la région antéro-latérale du cou		
Digastrique *(Digastricus)* Inn. : Trijumeau pour le ventre antérieur (V), facial pour le ventre postérieur (VII)	Ventre antérieur : fossette digastrique sur la face interne du bord inférieur du maxillaire inférieur Ventre postérieur : rainure digastrique de l'apophyse mastoïde	(Les deux chefs fusionnent en un tendon intermédiaire arrondi qui traverse le stylo-hyoïdien)
Génio-hyoïdien *(Geniohyoideus)* Inn. : C1, anse de l'hypoglosse (XII)	Apophyse génienne inférieure	Corps de l'os hyoïde et raphé médian
Sterno-hyoïdien *(Sternohyoideus)* Inn. : C1-3 par l'anse cervicale	a. Face postérieure de l'extrémité interne de la clavicule b. Partie postéro-supérieure du manubrium sternal	Bord inférieur du corps de l'os hyoïde
Thyro-hyoïdien *(Thyrohyoideus)* Inn. : C1, anse de l'hypoglosse (XII)	Crête oblique du corps du cartilage thyroïdien	Bord inférieur de la grande corne de l'os hyoïde
Sterno-thyroïdien *(Sternothyroideus)* Inn. : C1-3 par l'anse cervicale	Manubrium sternal, cartilage de la première côte	Crête oblique du corps du cartilage thyroïde
Omo-hyoïdien *(Omohyoideus)* Inn. : C1-3 par l'anse cervicale	Ventre postérieur : bord supérieur de l'omoplate Ventre antérieur : bord inférieur du corps de l'os hyoïde	(Les deux ventres sont réunis par un tendon central maintenu dans un feuillet de l'aponévrose cervicale profonde fixée à la clavicule et à la première côte)

ANALYSE DE LA MARCHE ; INDICATION AU BILAN SPECIFIQUE DE CERTAINS MUSCLES EN FONCTION DES ANOMALIES CONSTATEES

HISTORIQUE DE L'ETUDE DE LA MARCHE

La marche humaine est un sujet qui a dû intéresser l'homme dès qu'il s'est vu limité dans ses capacités de locomotion. C'est Borelli qui a le premier abordé et décrit en 1680 le mouvement et la locomotion chez l'homme. Peu de progrès ont cependant été réalisés jusqu'à la première moitié du XIXᵉ siècle dès lors que les frères Weber reprennent la question. Leurs remarquables études étaient basées sur la seule observation clinique ; leur apport a été résumé par Steindler comme la constatation et la mesure d'une alternance d'oscillation et d'appui, d'une inclinaison du tronc à chaque phase, d'un rapport entre durée et longueur du pas, d'un rythme alternant dans la marche et la course dont ils définissaient les caractéristiques propres. Ils ont également été à l'origine des recherches sur l'effort musculaire dans la propulsion et la décélération.

Vient ensuite Marey qui donne un nouvel essor à l'étude de la motricité avec la chrono-photographie (1873). Braun & Fischer (1895) calculent les vitesses et les accélérations grâce à une analyse mathématique combinée à la cinématographie.

Plus récemment, l'étude de chaque muscle pris isolément a permis une analyse séquentielle du mouvement. Morton & Schwartz ont introduit l'étude des pressions plantaires.

Les études dynamiques des muscles tenant compte également de l'intensité et de la durée de l'effort ont encore élargi les moyens d'étude pour une approche des variations de la marche normale, si importante en clinique.

ETUDE DE LA MARCHE (EXAMEN CLINIQUE)

Découpage du cycle de la marche normale

Le cycle d'un pas complet est découpé en deux phases principales : la phase d'appui où le membre inférieur considéré repose au sol supportant le poids du marcheur ; la phase de passage du membre inférieur qui ne supporte alors aucun poids mais se déplace d'arrière en avant. Ces deux phases ont été elles-mêmes subdivisées ; la phase oscillante de passage du pas comporte par exemple : un segment postérieur, un segment moyen, un segment antérieur. Les subdivisions valables

en matière de recherche, sont trop complexes pour être utilisées en clinique en vue d'une évaluation rapide et précise d'une anomalie de la marche. Quatre éléments du cycle de marche ont été sélectionnés car ils permettent de connaître facilement et de noter sur la fiche de bilan les anomalies et les boiteries caractérisées, successivement :
- attaque du talon au sol
- pied à plat au sol
- décollement du talon
- avancée du membre oscillant.

Eléments à prendre en considération dans l'étude clinique de la marche :

Alignement
1. tête droite
2. épaules au même niveau
3. tronc vertical

Mouvements globaux
1. balancement alternatif des membres supérieurs d'amplitude égale à vitesse normale
2. pas de même longueur et parfaitement synchronisés
3. déplacement du centre de gravité du corps selon une sinusoïdale régulière dans le temps et dans l'espace.

Mouvements fins
1. bassin :
   a. rotation axiale, il pivote sur les têtes fémorales, passant d'une rotation externe relative à la fin du décollement du talon du sol jusqu'à la partie moyenne de la phase oscillante, à une rotation interne relative, correspondant à une avancée du bassin qui allonge le pas (pas pelvien)
   b. bascule antéro-postérieure : le bassin reste en bascule antérieure pendant tout le cycle du pas à l'exception de la phase d'appui où le bassin s'équilibre. La bascule antérieure est à son maximum, et apparaît d'ailleurs évidente, juste avant l'attaque du talon au sol ; son minimum se situe à la partie moyenne de la phase oscillante (amplitude : 3 à 5 degrés)
   c. bascule latérale maximale au milieu de la phase d'oscillation du côté du membre inférieur oscillant
   d. déplacement latéral : il est à son maximum au milieu de la phase d'appui du côté portant
2. hanches : légère rotation interne lors de la phase oscillante et de l'attaque du talon au sol jusqu'à la partie moyenne de la phase d'oscillation, suivie d'une rotation externe qui persiste jusqu'à la fin de la phase d'appui.
3. genoux : deux flexions et deux extensions alternées à chaque cycle :
   a. extension à l'attaque du talon (sans vérouillage)
   b. légère flexion après l'attaque (laquelle persiste jusqu'à la partie moyenne de la phase oscillante)
4. chevilles :
   a. le pied effectue trois enroulements successifs autour de l'axe de la tibio-tarsienne de la phase d'attaque au sol au décollement du talon
   b. la dorsi-flexion est maximale à la fin de la phase d'appui alors que la flexion plantaire l'est à la fin du décollement du talon.

Etiologies des anomalies de la marche

De nombreux facteurs entrent en jeu dans les troubles de la marche, parmi les plus fréquents :
1. gêne ou douleur lors de l'appui ou d'un mouvement donné
2. déficit musculaire
3. limitation d'amplitude articulaire (associée souvent à une rétraction ou à une hypo-extensibilité musculaire)
4. défaut de coordination du mouvement
5. causes squelettiques et anomalies des parties molles (amputations comprises).

Une gêne ou une douleur peut entraîner des anomalies de la marche, allant de simples modifications d'alignement ou du mouvement aux anomalies les plus importantes. Avant d'enregistrer ces anomalies, il est cependant important d'obtenir le maximum de renseignements par l'interrogatoire et de tenter d'apprécier la psychologie du patient. Certains éléments comme le raccourcissement de la période d'appui ou la mimique du patient peuvent déjà fournir des indices importants.

Un déficit musculaire peu important mais généralisé va entraîner un élargissement de la base de sustentation, des petits pas, une réduction du balancement des bras et des troubles de l'équilibre. Dans d'autres cas, un déficit important de certains groupes musculaires avec conservation d'une force suffisante des éléments adjacents va permettre une ambulation. Les anomalies les plus caractéristiques se retrouvent d'ailleurs dans ce dernier groupe.

Une limitation des amplitudes articulaires est en fait l'anomalie la plus fréquente qu'elle résulte : 1) d'un état pathologique - une arthrite inflammatoire par exemple ; 2) d'une intervention chirurgicale telle une arthroplastie par exemple ; 3) d'un défaut d'utilisation d'un segment ou d'une immobilisation prolongée. Les anomalies de la marche par limitation articulaire sont rapidement décelées par l'étude de la marche et sont confirmées par le bilan articulaire.

Un défaut de coordination d'origine neurologique (infirmité motrice cérébrale, hémi-parésie secondaire à un accident cérébro-vasculaire, maladie de Parkinson) entraîne souvent des schémas de marche caractéristiques immédiatement reconnus et dont la description est aisée au niveau du bilan. Les spasticités sont caractérisées par un défaut de commande portant sur plusieurs groupes musculaires qui s'associent pour donner à la démarche son caractère particulier. Le sujet va répondre par des réflexes de masse en flexion ou en extension complète lorsqu'il va tenter de marcher.

Les déformations du squelette et des parties molles entraînent des troubles de la marche d'allure très défavorable. A titre d'exemple, les inégalités de longueur des membres inférieurs après fracture, les malformations congénitales ou les cicatrices de brûlures graves.

OBJECTIFS DE L'ETUDE DE LA MARCHE

Ces objectifs consistent à reconnaître les anomalies, à en déterminer l'origine et à tenter de mettre sur pied des modalités thérapeutiques spécifiques avec ou sans utilisation d'aides à la marche, de manière à améliorer cette dernière. Le bilan musculaire va permettre d'apprécier l'importance du déficit moteur. Cependant l'analyse de la marche va permettre un dépistage d'anomalies qui vont entraîner la réalisation du bilan spécifique de certains muscles, ce qui va avoir pour avantage de raccourcir et de simplifier le bilan musculaire proprement dit. Des déficits localement soupçonnés par l'étude de la marche vont ainsi être confirmés par les résultats du bilan musculaire dont la précision va venir à l'appui des constatations effectuées lors de l'étude de la marche.

Techniques

Il peut être nécessaire d'utiliser une fiche de bilan spéciale pour noter les résultats de l'analyse de la marche chez les patients présentant des déficits importants. Les titres des différentes rubriques peuvent être les suivants : anomalies de la marche, causes des anomalies, corrections à apporter. Cependant les handicaps sont en général limités et les renseignements peuvent être colligés sans document particulier.

Le patient devra si possible se déplacer à une allure considérée comme normale pour son âge. Une marche très lente a tendance à masquer les anomalies du fait du raccourcissement des pas et de la limitation des amplitudes articulaires. Une telle démarche peut être la conséquence d'un déficit musculaire extensif associé à une instabilité. Si l'on soupçonne un défaut de coordination, il convient de vérifier la capacité de commande de la hanche, du genou et de la cheville dans les différentes phases de la marche.

Une fois dépistés les troubles de la marche consécutifs à la douleur, à un déficit musculaire extensif, aux troubles de la coordination et à des déformations fixées, il conviendra d'étudier l'alignement corporel et les mouvements globaux. Toute variation du schéma normal doit faire prendre en considération l'étude des mouvements fins de chacun des segments de manière séquentielle. Il conviendra alors de noter les différentes anomalies de manière à en suivre la progression par des bilans musculaires répétés associés aux autres éléments du bilan.

Le chapitre qui suit est consacré à l'analyse, 1) des quatre phases de la marche normale appréciée sur des schémas de profil, de face ou de dos, et 2) des anomalies habituelles de la marche avec les muscles à tester en fonction de l'anomalie considérée.

La vérification des amplitudes articulaires est indiquée lorsqu'une limitation d'amplitude paraît à l'origine d'une anomalie.

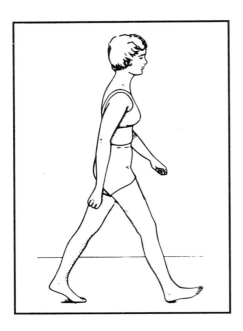

Aspect normal, vue de profil

(membre inférieur droit)

1. alignement de la tête et du tronc par rapport à la verticale (bras droit en arrière de l'axe du corps, coude en extension ; bras gauche en avant de l'axe du corps, coude partiellement fléchi)
2. bassin en légère bascule antérieure
3. genou droit en extension mais non verrouillé
4. cheville en légère flexion plantaire

Anomalies les plus fréquentes

*1. inclinaison en avant de la tête et du tronc
2. bascule postérieure du bassin
3. genou verrouillé en extension ou en recurvatum
4. pied posé à plat au sol ; possibilité d'un steppage

Tester les muscles suivants

1. extenseurs du genou
2. spinaux lombaires et fléchisseurs de hanche (vérifier l'amplitude de la hanche en flexion)
3. fléchisseurs et extenseurs du genou
4. releveurs du pied

———————

* Ceci place le centre de gravité en position antérieure par rapport au genou ce qui évite la flexion du genou.

PHASE D'APPUI : ATTAQUE DU TALON AU SOL

Aspect normal, vue de face

(membre inférieur droit)

1. alignement de la tête et du tronc (balancement des bras à égale distance du corps)
2. légère inclinaison du bassin vers la droite
3. cuisse et jambe à la verticale du bassin
4. légère rotation interne de la hanche
5. plante de l'avant-pied apparente (la surface plantaire du talon ne serait pas visible pour un observateur debout)

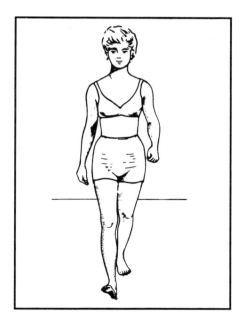

Anomalies les plus fréquentes

*1. déviation du tronc vers la droite, et rotation externe de la hanche (le pas est raccourci)
2. abduction de la hanche
3. plante de l'avant-pied non apparente

Tester les muscles suivants

1. rotateurs internes de la hanche, extenseurs du genou et éverseurs du pied
2. adducteurs de la hanche
3. releveurs du pied

---

* En cas de déficit des extenseurs du genou, le membre inférieur peut se mettre en rotation externe au niveau de la hanche pour éviter la flexion. En cas de déficit des éverseurs du pied, la rotation externe évite la mise en varus du pied.

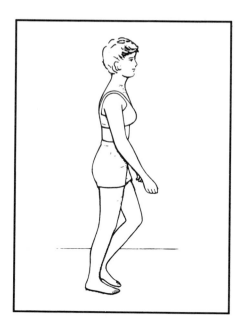

Aspect normal, vue de profil

(membre inférieur droit)

1. alignement de la tête et du tronc par rapport à la verticale (bras près du corps, coudes partiellement fléchis)
2. légère rotation externe du bassin
3. légère flexion du genou
4. cheville en légère dorsi-flexion

Anomalies les plus fréquentes

* 1. inclinaison en avant de la tête et du tronc à partir de la hanche avec importante bascule antérieure du bassin
** 2. inclinaison en arrière de la tête et du tronc à partir de la hanche avec bascule postérieure du bassin
3. bassin en bascule antérieure importante

4. genou verrouillé en extension ou en recurvatum

5. flessum important du genou
6. dorsi-flexion importante de la cheville (talus)

Tester les muscles suivants

1. extenseurs du genou

2. extenseurs de la cuisse

3. abdominaux et extenseurs de la cuisse (évaluer l'amplitude du mouvement de l'extension de la cuisse)
4. fléchisseurs et extenseurs du genou et fléchisseurs dorsaux de la cheville (évaluer l'amplitude du mouvement dans la flexion dorsale de la cheville)
5. fléchisseurs plantaires de la cheville
6. fléchisseurs plantaires de la cheville

---

* Le centre de gravité est ainsi placé en avant de l'axe du genou pour éviter sa flexion.

** Le centre de gravité est placé en arrière de l'axe de flexion de la hanche pour éviter la bascule antérieure du tronc.

PHASE D'APPUI : PIED A PLAT AU SOL

Aspect normal, vue de face

(membre inférieur droit)

1. alignement de la tête et du tronc (bras à égale distance du corps)
2. légère bascule du bassin vers la gauche
3. légère rotation externe de la hanche

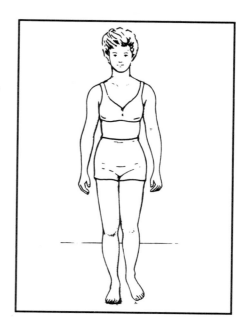

Anomalies les plus fréquentes

*1. inclinaison de la tête et du tronc vers la droite avec inclinaison du bassin du côté gauche. Le bras droit s'écarte du corps (boiterie de moyen fessier)
2. abaissement du bassin vers le côté gauche (signe de Tredelenbourg)
3. rotation externe exagérée de la hanche

4. pied en varus
5. pied en valgus

Tester les muscles suivants

1. adducteurs de la cuisse droite

2. abducteurs de la cuisse droite

3. adducteurs, rotateurs internes de la hanche, extenseurs du genou et éverseurs du pied
4. éverseurs du pied
5. inverseurs du pied

---

* En cas d'atteinte bilatérale, la bascule se fait d'un côté puis de l'autre.

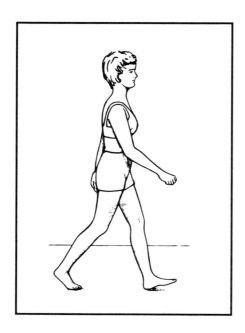

Aspect normal, vue de profil

(membre inférieur droit)

1. bras droit en avant de l'axe du corps, coude partiellement fléchi ; bras gauche en arrière, coude en extension
2. bascule antérieure du bassin
3. genou en léger flessum
4. cheville en flexion plantaire
5. orteils en extension au niveau des métatarsophalangiennes

Anomalies les plus fréquentes

*1. bras à distance inégale de l'axe du corps, deux coudes fléchis
2. bascule antérieure importante du bassin

3. possible rotation externe de hanche et extension forcée du genou comme un patineur qui se propulse en avant
4. limitation de la flexion plantaire et possibilité de dorsi-flexion de la cheville
5. enraidissement des articulations métatarsophalangiennes

Tester les muscles suivants

1. fléchisseurs plantaires de la cheville, extenseurs de la hanche et du genou
2. abdominaux et extenseurs de hanche (vérifier l'amplitude de l'extension de hanche)
3. fléchisseurs plantaires de la cheville

4. idem N° 3

5. idem N° 3 (vérifier leur amplitude en extension)

---

* Un balancement forcé des bras aide au décollement du talon, le pas peut être raccourci.

PHASE D'APPUI : DECOLLEMENT DU TALON

Aspect normal, vue de dos

(membre inférieur droit)

1. bras à égale distance du corps, coude droit en flexion partielle, le gauche en extension
2. hanche en légère rotation externe
3. plante du pied apparente du talon au médiotarse, avant-pied au contact du sol

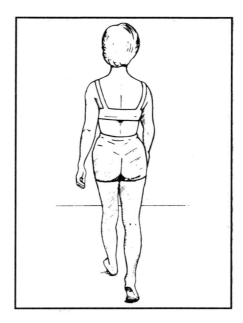

Anomalies les plus fréquentes

  * 1. bras à distance inégale du corps, deux coudes fléchis
 ** 2. rotation externe de hanche
    3. face plantaire du talon inapparente. Avant-pied sans contact avec le sol lors du décollement du talon

Tester les muscles suivants

1. fléchisseurs plantaires de la cheville, extenseurs de la hanche et du genou
2. idem N° 1
3. idem N° 1

---

  * Voir note page 172

 ** Le genou peut se mettre en extension forcée pour faciliter le décollement du talon.

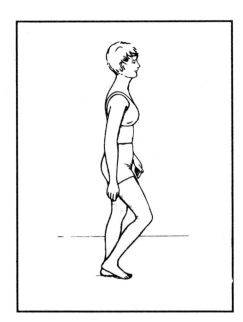

Aspect normal, vue de profil

(membre inférieur droit)

1. bras au corps
2. bassin en très légère bascule antérieure
3. cuisse et genou en flexion
4. pied en légère dorsi-flexion

Anomalies les plus fréquentes

1. bassin en bascule postérieure

2. exagération de la flexion de la hanche et du genou avec chute de l'avant-pied (steppage)
3. majoration de la flexion plantaire de la cheville opposée
4. les orteils accrochent le sol

Tester les muscles suivants

1. spinaux lombaires et fléchisseurs de hanche (vérifier l'amplitude de la flexion de la hanche)
2. fléchisseurs dorsaux de la cheville

3. fléchisseurs de la hanche et du genou et fléchisseurs dorsaux de la cheville
4. Idem N° 3

PHASE D'OSCILLATION : AVANCEE DU MEMBRE OSCILLANT

Aspect normal, vue de face

(membre inférieur droit)

1. alignement de la tête et du tronc
2. bras à égale distance du corps
3. léger abaissement du bassin vers la droite
4. hanche en légère rotation interne
5. légère éversion de l'arrière-pied

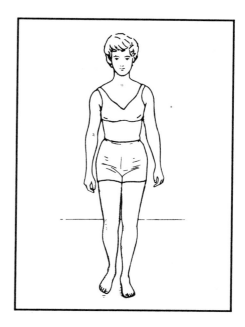

Anomalies les plus fréquentes

1. tronc déporté vers la gauche ; relèvement du bassin du côté droit
*2. abduction de hanche

3. rotation externe de hanche
4. avant-pied tombant, pas d'éversion apparente

Tester les muscles suivants

1. fléchisseurs de la cuisse et du genou et dorsi-fléchisseurs de la cheville
2. Idem N° 1 (vérifier l'amplitude de l'adduction et de la flexion de hanche et celle de la flexion du genou)
3. rotateurs internes de hanche et éverseurs du pied
4. dorsi-fléchisseurs de la cheville et éverseurs du pied

---

* Le membre inférieur peut décrire un arc de cercle en abduction pendant la phase oscillante (fauchage).

REFERENCES

American Academy of Orthopaedic Surgeons. Joint Motion : Method of Measuring and Recording. Chicago, 1965.

BAILEY, J.C. Manual Muscle Testing in Industry. Phys. Ther. Rev., 41 : 165-169, 1961.

BASMAJIAN, J.V. Muscles Alive : Their Functions Revealed by Electromyography 5th ed. Baltimore, Williams & Wilkins Co., 1985.

BENNETT, R.L. Muscle Testing : A. Discussion of the Importance of Accurate Muscle Testing. Physiotherapy Rev., 27 : 242-243, 1947.

BORDEN, R. and COLACHIS S.C. Quantitative Measurement of the Good and Normal Ranges in Muscle Testing. Phys. Ther., 48 : 839-843, 1968.

BORELLI, J.A. De Motu Animalium. Rome, 1680.

BRAUNE, C.W., and FISHER, O. Der Gang des Menschen. I. Teil. Versuche unbelasten and belasten Menschen. Abhandl. d. Math.-Phys. Cl. d. k. Sachs. Gesellsch. Wissensch., 21 : 153-322, 1895.

BRUNNSTROM, S. Muscle Group Testing. Physiotherapy Rev., 21 : 3-21, 1941.

BRUNNSTROM S., and DENNEN M. Round Table on Muscle Testing. Annual Conference of American Physiotherapy Association, Federation of Crippled and Disabled, Inc., New York, 1931 (mimeographed).

CHUSID J.G. Correlative Neuroanatomy and Functional Neurology. 17th ed. Los Altos, Calif., Lange Medical Publications, 1979.

DANIELS, L. Selected Methods of Grading Manual Muscle Tests with Suggestions for a Teaching Program. Thesis, Division of Physical Therapy, Stanford University, 1945.

DANIELS, L. Measuring the Ranges of Joint Motion. Mimeographed Syllabus, Division of Physical Therapy, Stanford University, Revised 1972.

DOWNER, A.H. Strength of the Elbow Flexor Muscles. Phys. Ther. Rev., 33 : 68-70, 1953.

DUCROQUET R., DUCROQUET, J. and DUCROQUET, P. Walking and Limping : A Study of Normal and Pathological Walking. Philadelphia, J.B. Lippincott Company, 1965. English Translation, 1968.

EBERHART, H.D., INMAN, V.T. and BRESLER B. The Principal Elements in Human Locomotion. In : KLOPSTEG P.E. and WILSON, P.D. Human Limbs and Their Substitudes, Chapter 15, New York, McGraw-Hill Book Company, 1954.

EITNER D., MEISSNER, L. and ORK, H. Physical Therapy for Sports. Edited by W. Kuprian. Philadelphia, W.B. Saunders Company, 1982.

EKSTRAND, J. WIKTORSSON, M., OBERG, B. and GILLQUIST, J. Lower Extremity Goniometric Measurements ; Study to Determine their Reliability. Arch. Phys. Med. Rehabil., 63 : 171-195, 1982.

ESCH, D. and LEPLEY, M. Evaluation of Joint Motion : Methods of Measurement and Recording. Minneapolis, University of Minnesota Press, 1974.

FISHER, F.J. and HOUTZ, S.J. Evaluation of the Function of the Gluteus Maximus Muscle. Amer. J. Phys. Med., 47 : 182-191, 1968.

GARDNER, E., GRAY, D.J., and O'RAHILLY, R. Anatomy : A Regional Study of Human Structure, 4th ed. Philadelphia, W.B. Saunders Company, 1975.

GONNELLA, C. The Manual Muscle Test in the Patient's Evaluation and Program for Treatment. Phys. Ther. Rev., 34 : 16-18, 1954.

GRANGER, C.V. The Clinical Discernment of Muscle Weakness. Arch. Phys. Med., 44 : 430-438, 1963.

GRAY, H. Anatomy of the Human Body. 30th ed. Edited by C.D. Clemente. Philadelphia, LEA & FEBIGER, 1984.

Gray's Anatomy. 36th British ed. Edited by R. WARWICK and P. WILLIAMS. Philadelphia, W.B. Saunders Compagny, 1980.

GREEN, D.L. and MORRIS, J.M. Role of the Adductor Longus and Magnus in Postural Movements and in Ambulation. Amer. J. Phys. Med., 19 : 223-239, 1970.

Guide for Muscle Testing of the Upper Extremity. Downey, Calif., Occupational Therapy Department, Rancho Los Amigos Hospital, 1978.

HALLUM, A. Goniometry. Mimeographed Syllabus, Division of Physical Therapy, Stanford University, Revised 1982.

HINES, T.F. Manual Muscle Examination. In : Therapeutic Exercise. Edited by S. Licht. New Haven, E. Licht Publisher, 1961.

HOPPENFELD, S. Physical Examination of the Spine and Extremities. New York, Appleton-Century-Crofts, 1976.

IDDINGS, D.M., SMITH L.K. and SPENCER, W.A. Muscle Testing : Part 2. Reliability in Clinical Use. Phys. Ther. Rev., 41 : 249-256, 1961.

INMAN, V.T. Functional Aspects of the Abductor Muscles of the Hip. J. Bone Joint Surg., 29 : 607-619, 1947.

INMAN, V.T., RALSTON, H.J., and TODD, F., Human Walking Baltimore, Williams & Wilkins, 1981.

JANDA, V. Muscle Function Testing. Boston, Butterworths, 1983.

JARVIS, D.K. Relative Strength of Hip Rotator Muscle Groups. Phys. Ther. Rev., 32 : 500-503, 1952.

KAPANJI, I.A. The Physiology of the Joints. New York, Churchill Livingstone. Vol. 1, Upper Limb, 2nd English Edition, 1982 : Vol. 2, Lower Limb, 1 st English Edition, 1970.

KENDALL, F.P. and McCREARY, E.K. Muscles : Testing and Function. 3rd ed. Baltimore, Williams & Wilkins, 1983.

KENDALL, H.O. and KENDALL, F.P. Care During the Recovery Period in Paralytic Poliomyelitis. U.S. Public Health Bull. No. 242, revised, 1939.

LEVEAU, B. Williams and Lissner Biomechanics of Human Motion. Philadelphia, W.B. Saunders Company, 1977.

LILIENFELD, A.M., JACOBS, M., and WILLIS, M.A. Study of the Reproducibility of Muscle Testing and Certain Other Aspects of Muscle Scoring. Phys. Ther. Rev. 34 : 279-289, 1954.

LOVETT, R.W. and MARTIN, E.G. : Certain Aspects of Infantile Paralysis and a Description of a Method of Muscle Testing. J.A.M.A., 66 : 729-733, 1916.

LOWMAN, C.L. A Method of Recording Muscle Tests. Amer. J. Surg., New Series 3 : 588-591, 1927.

LOWMAN, C.L. Muscle Strength Testing. Physiotherapy Rev., 20 : 69-71, 1940.

MacCONAILL, M.A. and BASMAJIAN, J.V. Muscles and Movements, a Basis for Human Kinesiology, 2nd ed. Baltimore, Williams & Wilkins Company, 1977.

McMAHON, T.A. Muscles, Reflexes and Locomotion. Princeton University Press, 1984.

MOORE, M.L. Clinical Assessment of Joint Motion. In : Licht, S. Therapeutic Exercise. Baltimore, Waverly Press, Inc., 1965.

MURRAY, M.P. Walking Patterns of Normal Women. Arch. Phys. Med. Rehab., 51 : 637-650, 1970.

MURRAY, M.P. DROUGHT, A.B. and KORY, R.C. Walking Patterns of Normal Men. J. Bone Joint Surg., 46-A : 335-360, 1964.

NORKIN, C. and WHITE J. Measurement of Joint Motion : A Guide to Goniometry. Philadelphia, F.A. Davis Co., 1985.

PARTRIDGE, M.J. and WALTERS, C.E. Participation of the Abdominal Muscles in Various Movements of the Trunk in Man : An Electromyographic Study. Phys. Ther. Rev. 39 : 791-800, 1959.

PERRY, J.A. Clinical Interpretation of the Mechanics of Walking. Phys. Ther., 47 : 778-801, 1967.

PERRY, J. Normal Upper Extremity Kinesiology. Phys. Ther., 58(3) : 265-278, 1978.

PLASTRIDGE, A.L. Gaits. Physiotherapy Rev. 21 : 24-29, 1941.

PLASTRIDGE, A.L. Round Table on Infantile Paralysis. Annual Conference of American Physiotherapy Association. Stanford University. Stanford University Press, 1942.

POCOCK, G.S. Electromyographic Study of the Quadriceps During Resistive Exercise. J. Amer. Phys. Ther. Assoc., 43 : 427-434, 1963.

REEDER, T. Electromyographic Study of the Latissimus Dorsi Muscle. J. Amer Phys. Ther. Assoc., 43 : 165-172, 1963.

RODENBERGER, M.L. : Method of Recording Progress in Gait Training. Phys. Ther. Rev., 30 : 92-94, 1950.

SAUNDERS, J.B. DeC. M., INMAN, V.T. and EBERHART, H.D. The Major Determinants in Normal and Pathological Gait. J. Bone Joint Surg., 35-A : 543-558, 1953.

SCHWARTZ, R.P., HEATH, A.I., MORGAN, D.W. and TOWNE, R.C. A Quantitative Analysis of Recorded Variables in the Walking Patterns of « Normal » Adults. J. Bone Joint Surg., 46 : 324-334, 1964.

SMITH, L.K., IDDINGS, D.M., SPENCER, W.A. and HARRINGTHON, P.R. Muscle Testing, Part I. Description of a Numerical Index for Clinical Research. Phys. Ther. Rev., 41 : 99-105, 1961.

STEINDLER, A. Historical Review of the Studies and Investigations Made in Relation to Human Gait. J. Bone Joint Surg., 35-A : 540-543, 1953.

SUTHERLAND, D. Gait Disorders in Childhood and Adolescence. Baltimore, Williams & Wilkins Company, 1984.

SUTHERLAND, D. COOPER, L. and DANIEL, D. Role of the Ankle Plantar Flexors in Normal Walking. J. Bone Joint Surg., 62A : 354-363, 1980.

WEBER, W. and WEBER, E. Mechanik der menschlichen Gehwerkzeuge, Gottingen, Dietrich, 1836.

WILLIAMS, M. Manual Muscle Testing : Development and Current Use. Phys. Ther. Rev., 36 : 797-805, 1956.

WILLIAMS, M. and LISSNER, H.R. Biomechanical Analysis of Knee Function. J. Amer. Phys. Ther. Assoc., 43 : 93-99, 1963.

WILLIAMS, M. and STUTZMAN, L. Strength Variation Through the Range of Joint Motion. Phys. Ther. Rev. 39 : 145-152, 1959.

WINTZ, M.M. Variations in Current Muscle Testing. Phys. Ther. Rev. 39 : 466-475, 1959.

WORTHINGHAM, C.A. Upper and Lower Extremity Muscle and Innervation Charts. Stanford, Stanford University Press, 1944.

WRIGHT, W.G. Muscle Training in the Treatment of Infantile Paralysis. Boston, M. & S.. J., 167 : 567-574, 1912.

INDEX

Photocomposé et mis en pages par
Bancarel Graphique, 99, rue de Stalingrad, 93100 Montreuil

Imprimé en France. — JOUVE, 18, rue Saint-Denis, 75001 PARIS
N° : 12812. Dépôt légal : Avril 1990